PCO Syndrom selbst behandeln

Wie Sie das PCOS natürlich & ganzheitlich behandeln, um Ihr hormonelles Gleichgewicht zurückzuerlangen

Karolin Brahms

WirmachenDruck.de
Sie sparen, wir drucken!

Email: info@edition-lunerion.de
www.edition-lunerion.de

Psiana eCom UG
Berumer Str. 44
26844 Jemgum

INHALT

Kein unausweichliches Schicksal

PCO-Syndrom: „Bin ich jetzt unfruchtbar?“

Bevor die Diagnose PCO-Syndrom überhaupt gestellt wird, haben viele Frauen schon einen langen Leidensweg hinter sich. Übergewicht, ausbleibende Menstruation, Hautprobleme, ein männlicheres Erscheinungsbild, eine geringere Libido, ungewollte Kinderlosigkeit und einige andere Symptome beruhen auf dem PCO-Syndrom.

Schuld daran sind die Hormone. Beim PCO-Syndrom sind einige von ihnen ziemlich stark ins Ungleichgewicht geraten, und das löst die Symptome aus. Laut aktuellen Schätzungen leidet jede 10. Frau im „gebärfähigen“ Alter in Deutschland an der Hormonstörung. Zusätzlich weisen Zweidrittel der Frauen mit PCOS eine Insulinresistenz auf, die zu einer verstärkten Bildung von männlichen Hormonen führt. Für die Entstehung dieser Dysbalance sind verschiedene Faktoren verantwortlich, viel wichtiger ist jedoch: Wie werde ich wieder gesund?

Zwar ist das PCO-Syndrom nach jetzigem Stand nicht heilbar, jedoch können Sie Ihre Symptome durch einige Änderungen in der Lebensweise auf ein Minimum reduzieren, dadurch wird sich mit der Zeit Ihr Zyklus normalisieren und Sie werden merken – PCO-Syndrom bedeutet nicht gleich Unfruchtbarkeit.

Durch ein umfangreiches theoretisches Wissen und einen großen Praxisteil mit vielen Tipps erhalten Sie die ideale Grundlage, um Ihr PCO-Syndrom und eine Insulinresistenz zu behandeln.

Mithilfe dieses Buches können Sie sich umfassend über die Diagnose PCO-Syndrom und Insulinresistenz informieren. Neben theoretischem Wissen rund um Entstehung und Ursache eines PCO-Syndroms, Symptome, Risikofaktoren und mögliche Folgen einer Erkrankung erwartet Sie auch ein umfangreiches Kapitel über die Funktionsweisen des weiblichen Zyklus und dessen Beeinträchtigungen durch das PCOS. Außerdem bekommen Sie einen Überblick über Möglichkeiten der medikamentösen Therapie sowie über alternativmedizinische Verfahren.

Damit Sie durch das Lesen dieses Buches auch einen langanhaltenden Mehrwert ziehen können, enthalten die letzten Seiten alle Tipps und Informationen kompakt zusammengefasst, dadurch können Sie (auch zusätzlich mithilfe eines 21-Tage-Plans) auf alle wichtigen Hinweise zur Behandlung eines PCO-Syndroms schnell und einfach zurückgreifen.

Nicht zuletzt ist das PCO-Syndrom sehr abhängig von der eigenen Ernährung, daher finden Sie zum Schluss 50 Rezepte, die Ihnen dabei helfen, gesunde Gewohnheiten in das eigene Leben zu integrieren.

Das PCO-Syndrom unter der Lupe

ERSTE ANZEICHEN FÜR DAS PCO-SYNDROM

PCOS – das steht für polyzystisches Ovarialsyndrom. Unter Umständen haben Sie auch von der etwas weniger gängigeren Bezeichnung „Stein-Leventhal-Syndrom" gehört. Das erste Mal beschrieben wurde dieses Syndrom nämlich 1935 von den beiden Ärzten Irving Freiler Stein und Michael Leventhal. Frauen, die vom PCO-Syndrom betroffen sind, leiden oft unter einer Vielzahl an Beschwerden. Beim PCOS handelt es sich um einen Komplex aus Symptomen, beispielsweise treten Zysten an den Eierstöcken auf, der Hormonspiegel ist durch einen Überschuss an männlichen Hormonen gestört und der Eisprung findet nicht statt, sodass betroffene Frauen häufig unfruchtbar sind.

Die Diagnose PCOS ist für viele Frauen erst einmal ein kleiner (vielleicht auch ein großer) Schock. Denn in den meisten Fällen ist das PCOS nicht das einzige Problem. Bei der Diagnose und der ersten eigenen Recherche schwingen viele andere Faktoren mit, mit denen ein ungutes Gefühl einhergeht. Dazu gehören Unzufriedenheit mit dem eigenen Körper, ein verändertes Erscheinungsbild, Hormon- und Stimmungsschwankungen, oft auch eine Insulinresistenz und nicht zuletzt häufig ein unerfüllter Kinderwunsch.

Bei vielen Frauen ist ein unbehandeltes PCO-Syndrom Grund für einen (noch) unerfüllten Kinderwunsch. Da die Symptome des PCOS stark variieren und oft auch unspezifisch sind, wird die Diagnose häufig erst gestellt, wenn sich eine Frau oder ein Paar wegen des unerfüllten Kinderwunsches bei der Frauenärztin oder dem Frauenarzt vorstellt. In solchen Fällen besteht das PCOS also schon lange vorher und hätte auch früher behandelt werden können. Zu den „klinischen Symptomen", also jenen, die eher durch eine ärztliche Untersuchung erkannt werden können, komme ich im nächsten Kapitel. Hier möchte ich auf die ersten Anzeichen eines PCOS eingehen. Diese werden von betroffenen Frauen leider häufig nicht erkannt, weil sie eher in die Kategorie „so ist mein Körper nun mal" eingeordnet werden.

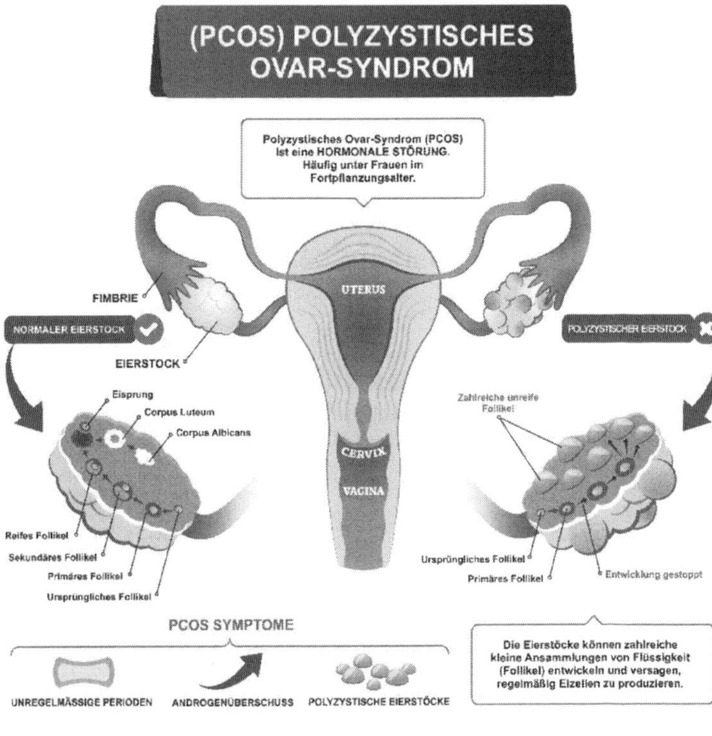

Frauen, die am PCOS erkrankt sind, leiden beispielsweise in den Anfängen häufig an einer unregelmäßigen Menstruation mit starken Unterleibsschmerzen und einer starken Blutung. Viele Frauen sind starke Schmerzen während der Menstruation leider gewohnt, dass das unter Umständen aber gar nicht normal ist, ist vielen nicht bewusst. Gleiches gilt für Akne, Gewichtszunahme und Kopfschmerzen. Auch diese Symptome sind eher unspezifisch und fallen nicht auf, vor allem, wenn sie einzeln auftreten. Zum PCOS gehört auch bei vielen Frauen eine dauerhaft verringerte Libido, diese schwankt aber im Verlauf des Zyklus, das ist ganz normal und deswegen auch eher schwierig zu erkennen. Bestimmte Kontrazeptiva, also Medikamente zur

Empfängnisverhütung, zum Beispiel die Pille, greifen in den Hormonhaushalt ein und können die Libido ebenfalls verändern, sodass dieses Symptom häufig eher der Einnahme der Pille zugeschrieben wird.

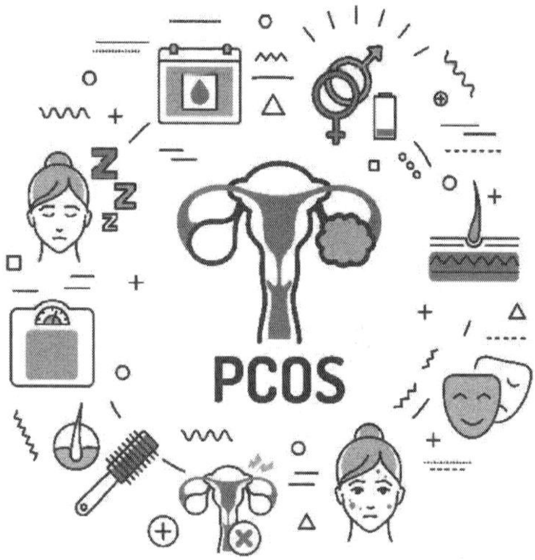

Aufgrund des veränderten Hormonhaushalts beim PCOS leiden betroffene Frauen auch unter einem stärkeren Haarwachstum am ganzen Körper, besonders an Rücken, der Brust und im Gesicht. Ebenso kann beim PCOS gleichzeitig ein kreisrunder Haarausfall am Kopf oder an den „Geheimratsecken" auftreten.

Als weiteres erstes Anzeichen eines PCOS möchte ich an dieser Stelle auch auf einen erhöhten Blutdruck hinweisen. Ein erhöhter Blutdruck fällt in den meisten Fällen nicht zu Hause auf, da er häufig, vor allem am Anfang, asymptomatisch, also ohne Symptome bleibt. Wird Bluthochdruck nicht behandelt, können Herz-Kreislauf-Erkrankungen entstehen und Gefäße geschädigt werden, das wiederum kann zu Arteriosklerose (Verkalkung von Arterien) oder zur Bildung von Thromben (Blutgerinnsel, die ein Gefäß verstopfen können) führen. Die wenigsten gesunden Menschen haben leider ein Blutdruckmessgerät zu Hause. Erst bei einer Routine-Untersuchung des Hausarztes oder der Hausärztin wird ein erhöhter Blutdruck bemerkt. Allerdings sind viele Menschen bei Arztbesuchen ein wenig nervös, wodurch der Blutdruck kurzzeitig erhöht ist, was übrigens als Weißkittelsyndrom bekannt ist. Ein Blutdruck von 120/80 mmHg gilt als normal. Ab 130/85 mmHg spricht man von einem „hochnormalen" Blutdruck und ab 140/90 mmHg gilt der Blutdruck als hoch. Schwankungen sind natürlich normal, so ist der Blutdruck morgens nach dem Aufstehen zum Beispiel eher erniedrigt. Ist Ihnen allerdings bereits aufgefallen, dass Ihr Blutdruck häufiger erhöht ist, sollte das unbedingt beobachtet werden.

Auf einen Blick: erste mögliche Anzeichen

- Unfruchtbarkeit durch einen unregelmäßigen Zyklus und ausbleibende Ovulation
- Starke Regelschmerzen und starke Regelblutung
- Akne, ölige Haut
- Gewichtszunahme
- Starke Behaarung
- Stimmungsschwankungen durch einen gestörten Hormonspiegel
- Geringe Libido
- Erhöhter Blutdruck

SYMPTOME UND RISIKOFAKTOREN

Kommen wir nun zu den klinischen Symptomen. Da sind zuerst die namensgebenden polyzystischen Ovarien zu nennen, also Eierstöcke mit mehreren Zysten. Von einem polyzystischen Ovar spricht man ab einer Anzahl von 12 Zysten oder einer Vergrößerung des Eierstocks über 10 ml Volumen. Als Zyste bezeichnet man einen Hohlraum, der mit Flüssigkeit gefüllt ist. In der Regel sind Zysten gutartig und verursachen keine Beschwerden, deswegen werden sie häufig nur „nebenbei" entdeckt und nicht behandelt, solange sie weiterhin keine Beschwerden verursachen. Zysten können außerdem angeboren sein oder im Laufe des Lebens entstehen.

Von einem polyzystischen Ovar spricht man ab einer Anzahl von 12 Zysten oder einer Vergrößerung des Eierstocks über 10 ml Volumen. Als Zyste bezeichnet man einen Hohlraum, der mit Flüssigkeit gefüllt ist. In der Regel sind Zysten gutartig und verursachen keine Beschwerden, deswegen werden sie häufig nur „nebenbei" entdeckt und nicht behandelt, solange sie weiterhin keine Beschwerden verursachen. Zysten können außerdem angeboren sein oder im Laufe des Lebens entstehen.

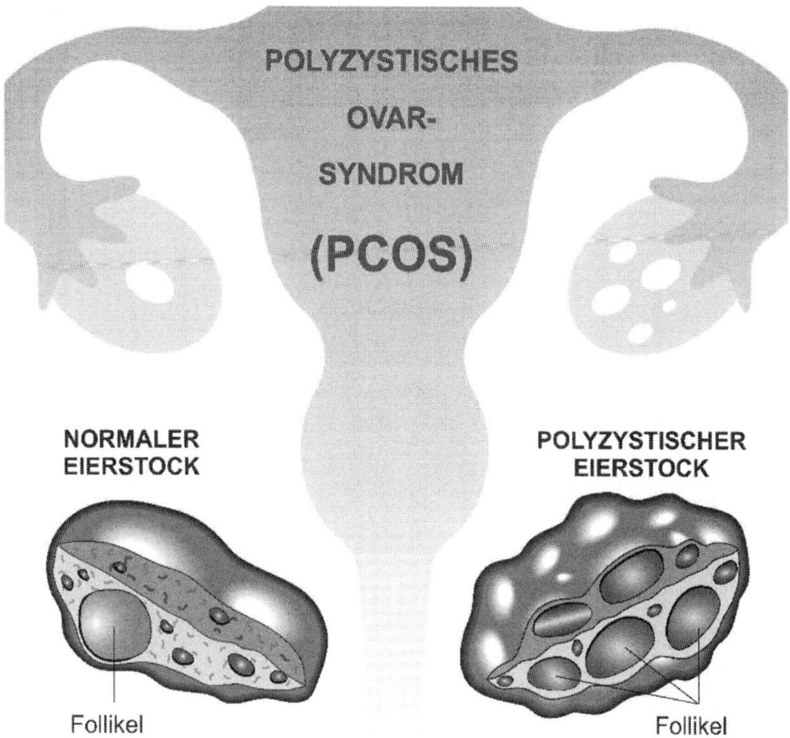

Bei Frauen, die an PCOS erkrankt sind, ist eine sogenannte Virilisierung oft zu beobachten. Als Virilisierung bezeichnet man die Ausprägung von männlichen Merkmalen. Im Falle des PCO-Syndroms manifestiert sich das oft in einer tieferen Stimme und verstärkter Körperbehaarung. Das PCO-Syndrom zeigt sich symptomatisch meist zwischen dem 20. und 30. Lebensjahr und tritt schätzungsweise bei 4 – 12 % der geschlechtsreifen Frauen in Deutschland auf. Es gibt einige Risikofaktoren, die die Entstehung eines PCOS begünstigen können. Dazu gehört vor allem die Übergewichtigkeit. Etwa 50-70 % der betroffenen Frauen sind übergewichtig, haben definitionsgemäß also einen Body Mass Index (BMI) über 25. Dieser berechnet sich wie folgt:

$$\frac{Gewicht\ in\ kg}{Körpergröße\ in\ Metern^2}$$

Beispiel einer Frau mit einer Größe von 1,7 m und einem Gewicht von 75 Kilogramm: $\frac{75}{1,7^2} = \frac{75}{2,89} = 25,9$.

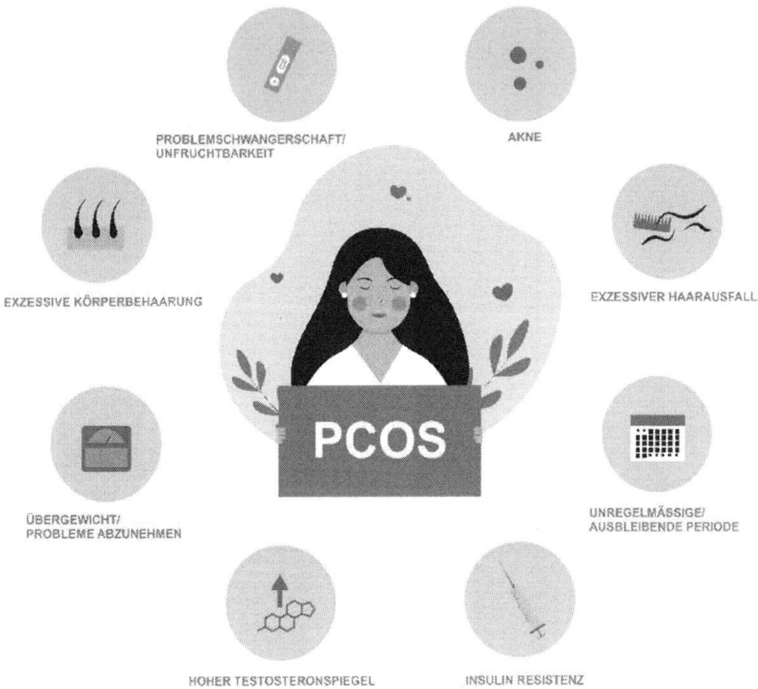

Auch eine familiäre Prädisposition, also eine genetische Veranlagung, kann beim PCOS eine Rolle spielen. Beobachtet wurde, dass das PCOS in manchen Familien gehäuft bei den weiblichen Familienmitgliedern auftritt. Da die Ursachen des PCOS aber nicht gänzlich geklärt sind, ist das aktuell nur eine Vermutung. Risikofaktoren eines PCOS sind also:

- Weibliches Geschlecht
- 20.-30. Lebensjahr
- Gebärfähigkeit
- Genetische Veranlagung
- Übergewicht
- Insulinresistenz

Auf einen Blick: Symptome bei PCOS

- Übergewicht und schnelle Gewichtszunahme
- Dunkle Hautverfärbungen und Hautverdickungen an Hals, Nacken, unter der Brust oder unter den Achseln (Woher diese kommen, ist aktuell noch unklar. Vermutet wird, dass die Insulinresistenz und der damit erhöhte Insulinspiegel ursächlich sind, da sie zu einem irregulären Zellwachstum führen können)
- Unregelmäßige oder ausbleibende Menstruation
- Verlängerter Zyklus (ab 35 Tagen), häufig ohne Eisprung
- Starke Menstruationsblutung mit starken Schmerzen
- Zysten an den Eierstöcken
- Akne und ölige Haut durch den erhöhten Androgenspiegel
- Kopfschmerzen, erhöhter Blutdruck
- Unfruchtbarkeit, verringerte Libido
- Verstärktes Haarwachstum an (für Frauen) eher unüblichen Stellen (Gesicht, Rücken, Brust)
- Ausprägung typisch männlicher Merkmale, zum Beispiel kreisrunder Haarausfall oder die Entwicklung einer tieferen Stimme, verursacht durch den erhöhten Androgenspiegel

ERSCHEINUNGSFORMEN UND ABSTUFUNGEN

Wie Sie sehen, sind die Symptome vielfältig und können stark oder schwach ausgeprägt sein. Die Symptome können sich mit der Zeit natürlich auch in Intensität und Form verändern. Grundsätzlich unterscheidet man jedoch vier Arten eines PCO-Syndroms. Möglich ist auch eine Kombination mehrerer Arten.

PCO-Syndrom mit Insulinresistenz

Bei vielen Frauen besteht ein Zusammenhang zwischen PCOS und einer Insulinresistenz. Grundsätzlich produziert der Körper bei einer Insulinresistenz zu viel Insulin, der erhöhte Insulinspiegel führt wiederum zu einer verstärkten Produktion von männlichen Hormonen, sodass ein Ungleichgewicht entsteht.

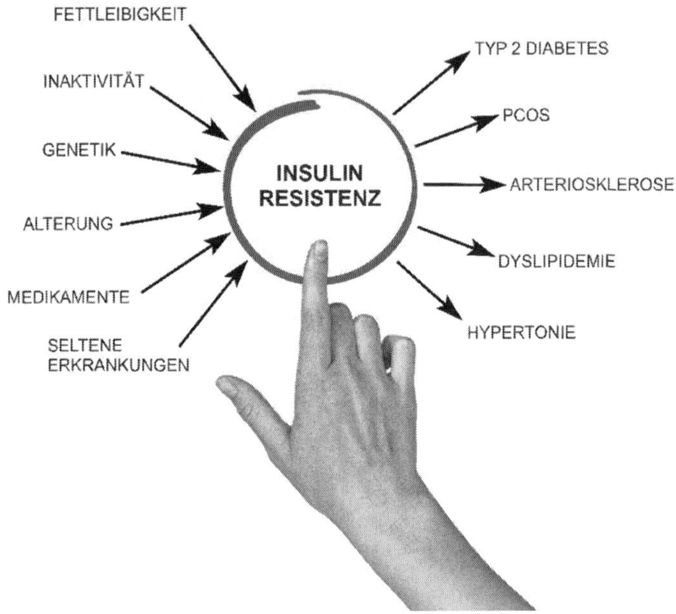

Was hilft?

Wenn das PCO-Syndrom zusammen mit einer Insulinresistenz auftritt, sollte die Insulinresistenz primär behandelt werden, denn sie ist häufig der Grund für die vermehrte Ausschüttung von Androgenen und damit auch der Grund für die PCO-Symptomatik. Durch eine gesunde und zuckerarme Ernährung können rapide Blutzuckeranstiege vermieden werden und die damit verbundene übermäßige Ausschüttung von Insulin. Hohe Insulinkonzentrationen fördern nämlich die Produktion von männlichen Hormonen. Auch Bewegung und eine Gewichtsreduktion helfen, denn bei der Muskelbewegung wird der Stoff „Interleukin-6" ausgeschüttet. Dieser erhöht die Sensibilität des Körpers gegenüber Insulin. Studien haben bewiesen, dass bereits eine Gewichtsreduktion um 5 % zu einer Minderung der Androgenproduktion und zu einer Normalisierung des Zyklus führt.

PCO-Syndrom aufgrund einer Fehlfunktion der Nebennieren

Die Nebennieren liegen den Nieren im Bauchraum auf, ihre Hauptfunktion ist die Produktion von Hormonen. Bekannte Vertreter der Hormone der Nebennieren sind Cortisol (das bekannte „Stresshormon"), Androgene (das ist eine Gruppe von typisch männlichen Sexualhormonen, die in geringen Mengen aber auch bei gesunden Frauen vorhanden sind) und Adrenalin. In Stresssituationen werden die Nebennieren angeregt und produzieren vermehrt Cortisol – durch die Anregung der Nebennieren kann es allerdings auch passieren, dass gleichzeitig vermehrt Androgene gebildet und ausgeschüttet werden. Wie bereits erwähnt, ist eine kleine Menge an männlichen Hormonen auch im weiblichen Körper normal, diese können in der Nebenniere und in den Eierstöcken produziert werden. Es gibt allerdings ein Hormon, das nur in der Nebenniere produziert wird und ebenfalls zu den männlichen Sexualhormonen gehört: das sogenannte DHEAS (Dehydroepiandrosteron). Werden bei einer Blutuntersuchung ausschließlich erhöhte Werte dieses Hormons festgestellt, haben Sie wahrscheinlich ein Nebennieren-induziertes PCOS.

Was hilft?

Ist das PCOS durch eine Fehlfunktion der Nebennieren bedingt, sollte für eine Linderung der Symptome vor allem Stress reduziert werden. Alltagsstress sollte durch ein gutes Stressmanagement möglichst reduziert werden, aber auch aktive Entspannungsübungen, zum Beispiel Yoga, Atemübungen oder Meditation, sollten zu einer festen Routine werden. Das muss gar nicht viel Zeit in Anspruch nehmen, in stressigen Situationen reicht häufig auch eine fünfminütige „Auszeit", um den Körper wieder zu beruhigen. Wichtig ist es, zu lernen, auf den eigenen Körper zu hören und seine Signale zu verstehen.

PCO-Syndrom im Zusammenhang mit der Antibabypille

Die Antibabypille wirkt, indem sie in den Hormonhaushalt eingreift und dem Körper verschiedene Hormone künstlich zuführt. In den meisten Pillen sind Östrogene und Gestagene enthalten. Nach dem Absetzen der Pille muss sich der natürliche Hormonhaushalt erst einmal wieder einpendeln. Häufig reagiert der Körper mit dem Ausbleiben der Menstruation und unregelmäßigen Zyklen. Auch die Haut kann sich verändern und mit erhöhter Talgproduktion reagieren. Viele Frauen haben anfangs auch mit starken Stimmungsschwankungen zu kämpfen. All diese Symptome weisen auch auf ein PCOS hin und sollten deswegen nicht miteinander verwechselt werden. Dieses „Post-Pill-PCOS" ist nämlich kein echtes PCO-Syndrom, bedarf in der Regel keiner Therapie und verschwindet wieder – das kann allerdings bis zu einem Jahr dauern.

Was hilft?

Die Pille greift in den Hormonhaushalt ein, bei vielen Frauen teilweise auch über mehrere Jahre. Geben Sie Ihrem Körper Zeit und die Möglichkeit, sich selbst zu regenerieren. Unregelmäßige Zyklen können noch bis zu einem Jahr nach dem Absetzen der Pille auftreten, das ist völlig normal.

PCO-Syndrom aufgrund von „stillen" Entzündungen

Entzündungsprozesse im Körper sind nicht per se schlecht. Sie zeigen uns, dass der Körper auf Krankheitserreger reagiert und sich selbst schützt. Wenn der Körper jedoch dauerhaft im „Kampfmodus" ist, verbraucht das natürlich Energie, die an anderen Stellen eingespart wird. So werden nicht lebensnotwendige Funktionen, zum Beispiel die Fähigkeit zur Reproduktion, also zur Vermehrung mitsamt Eisprung und Menstruation, vorerst abgeschaltet. Außerdem wurde beobachtet, dass Entzündungen im Körper die Produktion von Testosteron erhöhen, was wiederum den Hormonspiegel aus dem Gleichgewicht bringt und zu Virilisierungserscheinungen führen kann. Ist das PCOS also durch unentdeckte Entzündungen verursacht, müssen diese zunächst gefunden und eliminiert werden. Häufige stille Entzündungen beim PCOS sind Lebensmittelunverträglichkeiten und eine Histaminintoleranz.

Was hilft?

Bei dieser Form des PCOS sollte die primäre Ursache bekämpft werden, nämlich die Entzündung. Entzündungen können auf verschiedenste Arten entstehen. Eine Möglichkeit sind Lebensmittelunverträglichkeiten. Neben einem Allergietest/Unverträglichkeitstest beim Arzt können Sie selbst beobachten, welche Lebensmittel Ihnen nicht guttun. Streichen Sie diese vorerst aus der Ernährung und beobachten Sie, ob sich die Symptome bessern. Beim PCOS liegt häufig eine Unverträglichkeit gegenüber Histaminen, Milchprodukten, industriellem Zucker und Produkten aus Weißmehl vor. Ist ein unausgeglichenes Mikrobiom im Darm schuld an den entzündlichen Prozessen, können Pro- und Präbiotika eingenommen werden. Schädliche Substanzen, zum Beispiel Alkohol und Nikotin, aber auch BPA, sollten ebenfalls weitestgehend vermieden werden.

ENTSTEHUNG EINES PCOS

Wie bereits erwähnt, ist die Ursache des PCOS aktuell nicht hundertprozentig geklärt. Als primäre Ursache wird aktuell jedoch ein **gestörter Insulinstoffwechsel** durch eine verminderte Empfindlichkeit der Körperzellen gegenüber Insulin vermutet (Insulinresistenz). Da die Zellen scheinbar nicht auf das Insulin reagieren, schüttet die Bauchspeicheldrüse noch mehr Insulin aus. Daraus folgt eine zu hohe Konzentration von Insulin im Blut (Hyperinsulinämie). Aufgrund der erhöhten Insulinkonzentration ist einerseits das Risiko für eine Adipositas (Übergewichtigkeit) erhöht, andererseits wird auch die Produktion von Androgenen (männliche Sexualhormone) in den Eierstöcken gesteigert, dadurch entsteht ein Ungleichgewicht zwischen den männlichen und weiblichen Sexualhormonen. Der Körper reagiert darauf, indem er die Freisetzung von LH (luteinisierendes Hormon) und FSH (follikelstimulierendes Hormon), das sind zwei Hormone, die den weiblichen Zyklus maßgeblich regulieren, verschiebt. So entsteht ein Ungleichgewicht zwischen diesen beiden Hormonen. Die endgültigen Folgen sind also ein gestörter Zyklus mit einer gestörten Ovulation (Eisprung) und die vermehrte Freisetzung der Androgene, was zur Virilisierung führt. Das Ganze ist also eine Art Kettenreaktion.Eine weitere Vermutung ist die Funktionsstörung eines bestimmten Proteins (Cytochrom P-450c1), welches über Umwege die Geschwindigkeit der Androgenproduktion bestimmt und bei einer gestörten Funktion zu einer Überproduktion von Androgenen führt.

ZUSAMMENHANG ZWISCHEN DEM DARM UND PCOS

Unser Darm, beziehungsweise unser Magen-Darm-Trakt, ist ein riesiges Organ. Er liegt auf engstem Raum verschlungen in unserer Bauchhöhle, kann aber in Summe eine Länge von sieben oder acht Metern erreichen. Um möglichst viele Nährstoffe aus unserer Nahrung aufnehmen zu können, braucht unser Darm eine möglichst große Fläche. Die Aufnahme von Nährstoffen durch unseren Darm nennt sich Resorption. Da im menschlichen Körper jedoch nicht unendlich viel Platz vorhanden ist, hat die Natur sich etwas anderes zum Zwecke der Oberflächenvergrößerung einfallen lassen. Unser Darm besteht, mikroskopisch gesehen, aus Millionen von sogenannten Zotten und Krypten. Das sind mikroskopische Erhöhungen und Vertiefungen unserer Darmschleimhaut. Durch diese Bauweise ist unser Darm dazu in der Lage, auf kleinstem Raum eine riesige Fläche aufweisen zu können, nämlich fast 400 Quadratmeter. Das entspricht fast einem ganzen Basketballfeld!

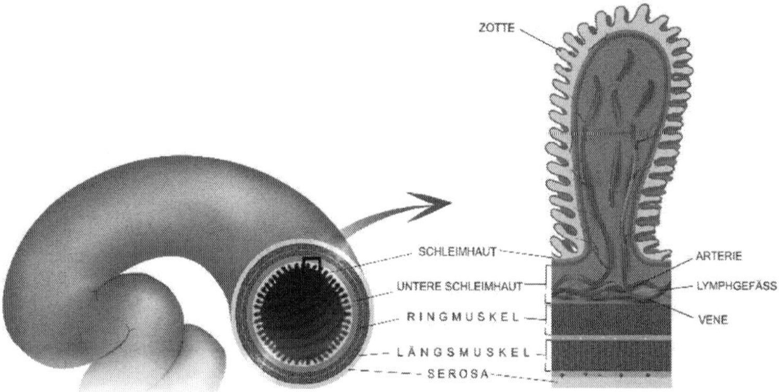

DÜNNDARM **DARMSCHLEIMHAUTFALTE**

Mucosa: innerste Schicht

Im Querschnitt gesehen besteht unser Darm aus 3 Schichten. Die innerste, welche direkt mit der Nahrung in Kontakt kommt, ist eine Schleimschicht, auch *Mucosa* genannt. Sie besteht aus den *Enterozyten*, also den typischen Zellen des Darms, und außerdem befindet sich auf ihr besonders viel lymphatisches Gewebe, in Form von mikroskopisch kleinen *Lymphfollikeln*. Diese dienen der Immunabwehr.

Mittelschichten

In der Mitte liegt eine Muskelschicht, die noch einmal aus zwei Lagen besteht, einer Ringsmuskelschicht und einer Längsmuskelschicht. Dadurch bleibt der Darm in Bewegung und kann durch Kontraktionen die Nahrung weiter transportieren. Das nennt man auch *Peristaltik*.

Serosa: äußerste Schicht

Die äußerste Schicht nennt sich *Adventitia* oder *Serosa*, je nach Lage im Bauchraum, sie grenzt den Darm vom Bauchraum ab und besteht hauptsächlich aus Bindegewebe. Die einzelnen Zellen des Darms sind untereinander durch sogenannte *tight junctions* verbunden, das sind Proteinkomplexe, welche den Zellverband an Ort und Stelle halten.

Ein besonderer Protagonist: Die Darmflora

Ein ebenfalls sehr wichtiger Teil unseres Darms ist das *Mikrobiom*, auch bekannt als Darmflora. Der Begriff Darmflora ist allerdings etwas irrtümlich, da es sich bei den Organismen (Bakterien, Pilze und Viren) in unserem Darm natürlich nicht um Pflanzen handelt. Die meisten Organismen unseres Mikrobioms finden sich im Dickdarm auf der Schleimschicht, also der innersten Schicht.

Man geht davon aus, dass auf den Wänden unseres Darms bis zu 1.000 verschiedene Arten von Bakterien leben, das Gewicht von ihnen schätzt man auf fast 1,5 Kilogramm!

Das erscheint uns ziemlich viel, wenn man sich jedoch überlegt, wie viele Aufgaben diese Organismen für uns übernehmen, erklärt das schon einiges.

Die Organismen unseres Darms zersetzen Kohlenhydrate und Eiweiße, produzieren Vitamine, neutralisieren Schadstoffe und dienen der Immunabwehr. Bakterien haben meist ein schlechtes Image, da wir sie häufig mit Krankheiten oder Infektionen assoziieren. Ganz so einfach ist das aber nicht. Die Bakterien, die uns nützen, indem sie beispielsweise Vitamine produzieren oder die Verdauung durch Spaltung von großen Molekülen unterstützen, leben mit uns in der Regel in einer *Symbiose* oder als *Kommensalen*.

Symbiose bedeutet, dass Wirt (Mensch) und Parasit (Bakterium) beide voneinander profitieren, denn die Bakterien unterstützen unsere Nährstoffversorgung und der Mensch bietet dem Bakterium einen Ort, an dem es sich optimal vermehren und wachsen kann. Kommensalen hingegen sind Lebewesen, die einen Vorteil durch den Wirt erhalten, ihm aber weder nützen noch schädigen.

Allerdings können diese mit der Zeit *pathogen* werden, also eine Krankheit auslösen oder Beschwerden verursachen. Das passiert beispielsweise, nachdem ein Mensch Antibiotika über einen längeren Zeitraum eingenommen hat, denn Antibiotika hemmen oder töten Bakterien. Darunter können auch die hilfreichen Bakterien leiden, sodass ein Ungleichgewicht zwischen den „guten" und „schlechten" entsteht.

Erstmals 2012 fanden Forscher einen Zusammenhang zwischen einem gestörten Mikrobiom und dem PCO-Syndrom heraus. Sie stellten fest, dass ein verändertes Mikrobiom die tight junctions auflockert, das waren die Verbindungen zwischen den Darmzellen. Dadurch können bestimmte Toxine, die von Bakterien abgesondert werden, in die Darmschleimhaut eindringen und Entzündungsreaktionen auslösen. Über weitere Reaktionswege kann eine solche chronische Entzündung einen erhöhten Insulinspiegel und eine Insulinresistenz auslösen.

DARMZOTTEN

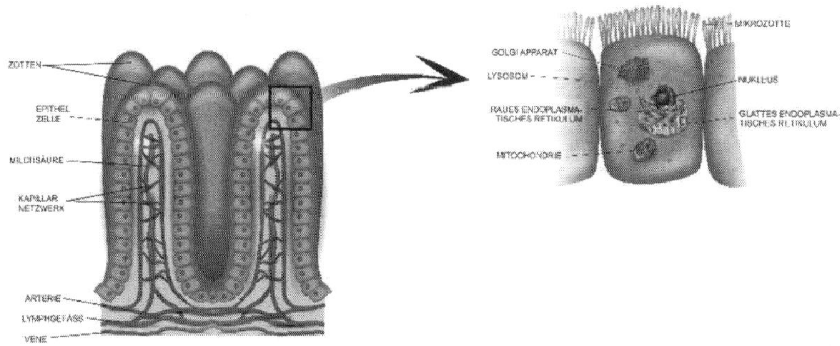

PCOS und der Darm

Der menschliche Körper ist ein zusammenhängendes System, deswegen sollte bei hormonellen Erkrankungen (wie dem PCOS) der Körper ganzheitlich betrachtet werden. Am PCOS sind nicht nur die Eierstöcke beteiligt, auch die Nebennieren und letztlich auch der Darm *können* ursächlich für die Erkrankung sein. Beim PCOS kann vor allem das Mikrobiom im Darm in ein Ungleichgewicht gebracht werden und so die Symptome auslösen.

Frauen und Männer unterscheiden sich außerdem deutlich in der Zusammensetzung der Bakterien im Darm. Bei Frauen mit PCO-Syndrom wurde durch die erhöhte Menge an männlichen Hormonen eine zu Männern ähnliche Zusammensetzung der Bakterien festgestellt. In einer Studie wurde beobachtet, dass Frauen, die Probiotika mit dem Bakterium „Bifidobacterium lactis V9“ einnahmen, eine Normalisierung des FSH- und LH-Gehaltes zeigten. In einer weiteren Studie bekamen Frauen mit PCOS über zwölf Wochen hinweg Probiotika mit anderen Bakterienstämmen (Lactobacillus acidophilus, L. reuteri, L. fermentum, Bifidobacterium bifidum) und zusätzlich 200 Mikrogramm Selen täglich. Im Vergleich zu einer Kontrollgruppe zeigte sich eine deutliche Verbesserung der Männlichkeitserscheinungen (tiefere Stimme, Behaarung) und eine deutliche Abnahme des Testosteronspiegels.

MÖGLICHE FOLGEN UND RISIKEN BEI EINER PCO-ERKRANKUNG

Unbehandelt kann ein PCOS zu verschiedenen Komplikationen führen, denn Frauen mit PCOS *können* unbehandelt ein erhöhtes Risiko für Herz-Kreislauf-Erkrankungen, Diabetes Typ 2 und das metabolische Syndrom haben. Die Erkrankung sollte also nicht auf die leichte Schulter genommen werden.

Beim PCOS ist nicht nur der Androgenspiegel erhöht, sondern häufig auch der Östrogenspiegel. Das überschüssige Androgen wird nämlich teilweise im Fettgewebe des Körpers in Östrogen umgewandelt. Je mehr Fettgewebe oder Übergewicht eine Frau hat, desto höher ist in der Regel also auch ihr Östrogenspiegel. Leider steigert Östrogen das Risiko für Krebs, insbesondere für Brustkrebs und Karzinome des Endometriums (der Gebärmutterschleimhaut).

Erhöhte Androgenspiegel steigern ebenfalls das Risiko für ein **metabolisches Syndrom** und **Herz-Kreislauf-Erkrankungen**. Beim metabolischen Syndrom treten verschiedene Symptome gemeinsam auf, dazu zählen Übergewicht, Bluthochdruck und Stoffwechselstörungen mit erhöhten Blutzucker- und Blutfettwerten (zum Beispiel Diabetes Typ 2). In Industrieländern sind fast 30 % der Bevölkerung davon betroffen, Ursache für die Ausbildung eines metabolischen Syndroms sind Bewegungsmangel und Übergewicht durch zu kalorienreiche Ernährung. Ein metabolisches Syndrom kann unbehandelt zu starken Herz-Kreislauf-Erkrankungen führen, zum Beispiel zur Verkalkung von Arterien (Arteriosklerose), Herzinfarkten und Schlaganfällen. Ein metabolisches Syndrom muss in den meisten Fällen primär behandelt werden, in diesem Fall bedeutet das eine Lebensumstellung mit viel Sport und gesunder Ernährung.

Bei Frauen mit PCO wurde häufiger eine Verkalkung der Koronararterien festgestellt, das sind Arterien, die das Herz versorgen und deren Verstopfung durch Kalkablagerungen zu einem Herzinfarkt führen. Ebenfalls häufig verkalkt war bei Frauen mit PCOS die Halsschlagader, welche unter anderem das Gehirn versorgt. Die Ablösung einer Kalkablagerung an dieser Stelle kann zu einem Schlaganfall führen.

Eine Insulinresistenz ist eine der häufigsten Ursachen für **Diabetes Typ 2**, sie liegt nämlich meist schon einige Jahre vor der Manifestation des Diabetes vor. So können Frauen mit Insulinresistenz und PCO auch Diabetes entwickeln. Menschen mit metabolischem Syndrom und Frauen mit PCOS haben laut neuerer Studien außerdem ein erhöhtes Risiko für die **nicht-alkoholische Fettlebererkrankung**.

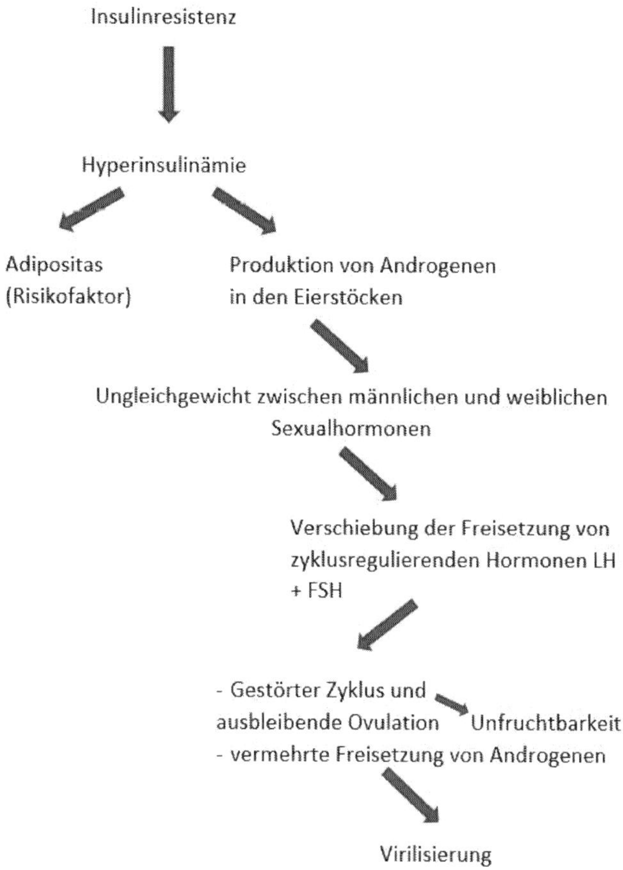
Insulinresistenz
Hyperinsulinämie
Adipositas (Risikofaktor)
Produktion von Androgenen in den Eierstöcken
Ungleichgewicht zwischen männlichen und weiblichen Sexualhormonen
Verschiebung der Freisetzung von zyklusregulierenden Hormonen LH + FSH
- Gestörter Zyklus und ausbleibende Ovulation
Unfruchtbarkeit
- vermehrte Freisetzung von Androgenen
Virilisierung

Behandlung und Heilung

DIAGNOSTIK

Die Diagnostik sollte aus einer ausführlichen Anamnese, das heißt, der Erfragung der Krankengeschichte der Patientin, einer Blutuntersuchung und aus einem Ultraschall bestehen.

Anamnese

Bei der Anamnese sollte erfragt werden,

- ob einige der typischen unspezifischen Symptome vorliegen (Kopfschmerzen, niedrige Libido, Akne, starke Behaarung),
- wann die Symptome aufgetreten sind,
- wie der generelle Gesundheitszustand der betroffenen Frau ist.

Blutuntersuchung

Die Blutuntersuchung legt den Fokus vor allem auf die Konzentration von Hormonen. Beim PCOS ist das Hormon LH häufig erhöht, wohingegen FSH eher niedrig oder normal konzentriert ist. Zusätzlich sind meist Östrogene und Testosteron erhöht.

Ultraschall

Beim Ultraschall der Eierstöcke gilt ein Befund von 12 oder mehr Zysten als auffällig, ebenfalls auffällig ist ein Volumen über 10 ml eines Eierstocks.

Laut Definition der „European Society of Human Reproduction and Embryology" kann die Diagnose PCOS gestellt werden, wenn mindestens zwei der drei folgenden Symptome erfüllt sind:

1. Ausbleiben der Ovulation oder unregelmäßige Zyklen
2. Polyzystische Ovarien
3. Virilisierung durch eine erhöhte Produktion von Androgenen

Eine Diagnose ist also auch möglich, wenn im Ultraschall keine Zysten an den Eierstöcken erkennbar sind! Wichtig ist aber, zu wissen, dass das PCOS eine Ausschlussdiagnose ist. Die Diagnose kann also nur gestellt werden, wenn andere mögliche Ursachen für die Symptome ausgeschlossen werden konnten. So könnte ein anderer Grund für eine unregelmäßige Blutung starkes Untergewicht sein und die Erhöhung der Androgene könnte beispielsweise auf das Androgenitale-Syndrom (AGS) zurückgeführt werden.

DER KLASSISCHE MEDIZINISCHE WEG

Die klassische Therapie eines PCOS richtet den Schwerpunkt der Behandlung danach, ob ein Kinderwunsch besteht oder nicht. Bei jungen Frauen und Frauen, die einen Kinderwunsch äußern, ist das Ziel der Therapie eine **Minderung** der Symptome und die **Normalisierung** des Zyklus und der Ovulation. Dazu gibt es verschiedene Möglichkeiten.

Dienogest

Dienogest ist ein synthetisch, also künstlich, hergestelltes Hormon und stammt aus der Gruppe der Gestagene. Es hat in der Vergangenheit eine effektive antiandrogene Wirkung bei jungen Frauen ohne Kinderwunsch gezeigt, da es in Kombination mit Östrogen eine verhütende Wirkung zeigt.

Wirkungsweise von Dienogest im Körper:

Dienogest hemmt die Ovulation und den Aufbau der Gebärmutterschleimhaut, sodass die Einnistung einer Eizelle verhindert wird. Mögliche Nebenwirkungen sind depressive Verstimmungen, Kopfschmerzen und Blutungsstörungen.

Metformin

Häufig wird bei PCOS auch Metformin verschrieben. Dabei handelt es sich um ein Antidiabetikum, das die Wirkung von Insulin verstärkt und so die Konzentration von Androgenen erniedrigt. Metformin kann beim PCOS allerdings nur „off-label“ verschrieben werden. Als off-label bezeichnet man Medikamente, die eigentlich für die die Behandlung einer anderen Krankheit gedacht sind, aber trotzdem Wirkung zeigen. Metformin wirkt sich außerdem positiv auf das metabolische Syndrom aus, das später noch näher erläutert wird.

Wirkungsweise von Metformin im Körper:

Metformin verstärkt die Wirkung von Insulin, dadurch wird gleichzeitig die übermäßige Produktion von Androgenen in den Eierstöcken gehemmt. Durch den normalisierten Hormonspiegel pendeln sich Ovulation und Zyklus wieder ein. Zu seltenen Nebenwirkungen gehören Übelkeit, Bauchkrämpfe, Durchfall und andere Störungen des Magen-Darm-Traktes. Sehr selten ist das Eintreten einer Laktatazidose, so bezeichnet man den lebensgefährlichen Abfall des pH-Wertes im Blut.

i Als off-label bezeichnet man Medikamente, die eigentlich für die Behandlung einer anderen Krankheit gedacht sind, aber trotzdem Wirkung zeigen. Gesetzliche Krankenkassen erstatten die Kosten für Medikamente, die off-label genutzt werden, in der Regel nicht. So werden die Kosten für Metformin bei einem Diabetes Typ 2 meist übernommen, bei der Behandlung des PCO-Syndroms aber nicht.

Cyproteronacetat

Cyproteronacetat gehört zu den Antiandrogenen und wird meist älteren Frauen ohne Kinderwunsch verschrieben.

Wirkungsweise von Cyproteronacetat im Körper:

Cyproteronacetat greift auf mehrere Arten in den Stoffwechsel von Androgenen ein, unter anderem bindet es Rezeptoren an Androgene, sodass die Androgene dort nicht mehr binden können und ihre Wirkung gehemmt wird. In Kombination mit Östrogen wirkt Cyproteronacetat zusätzlich empfängnisverhütend, deswegen wird es Frauen mit PCOS, aber ohne Kinderwunsch häufig verschrieben. Mögliche Nebenwirkungen sind Funktionsstörungen der Leber (bei Einnahme von mehr als 50 mg Cyproteronacetat pro Tag sollten die Leberwerte regelmäßig kontrolliert werden), Depressionen, allergische Hautreaktionen und Brustschmerzen.

> ⓘ Als Rezeptoren bezeichnet man bestimmte Strukturen an der Oberfläche einer Zelle. An diese Struktur kann nun ein Molekül binden, wodurch ein Signal ausgelöst wird, das innerhalb der Zelle weitergeleitet wird. Rezeptoren sind in der Regel für eine spezifische Gruppe an Molekülen zuständig, zum Beispiel für Androgene.

Clomifen

Clomifen ist ein Medikament aus der Gruppe der selektiven Östrogenrezeptormodulatoren (manchmal auch Estrogenrezeptormodulatoren genannt). So werden Stoffe bezeichnet, deren Wirkung durch Östrogen-Rezeptoren ausgelöst wird. Eine potenzielle Nebenwirkung von Clomifen ist das ovarielle Hyperstimulationssyndrom (OHSS). Das OHSS wird meist ärztlich verursacht und kann lebensbedrohlich werden. Aktuell ist weitestgehend unklar, welche Abläufe im Körper das OHSS verursachen. Die Folge ist aber in den meisten Fällen einer Verlagerung der Flüssigkeit, die sich in den Zellen befindet, nach außerhalb. Dadurch kommt es zu Flüssigkeitsansammlungen im Bauch- und Brustraum und zu einer Begünstigung von Thrombosen. Weitere bekannte Nebenwirkungen sind Hitzewallungen, Kopfschmerzen, Hautrötungen, vergrößerte Eierstöcke und Gemütsveränderungen (zum Beispiel eine depressive Verstimmung).

Wirkungsweise von Clomifen im Körper:

Clomifen wird Frauen mit Kinderwunsch häufig verschrieben, um die Follikel zu stimulieren und den Eisprung so zu „timen". Es wirkt, indem es die Östrogenrezeptoren im Körper blockiert. Dadurch wird dem Körper ein Mangel an Östrogen vorgetäuscht, woraufhin vermehrt LH und FSH ausgeschüttet werden. Das Problem beim PCOS ist nämlich meist der Regelkreislauf des Menstruationszyklus, nicht die Follikel. Diese sind in der Regel funktionstüchtig und brauchen nur einen kleinen „Schubser" in die richtige Richtung. Bei der Behandlung mit Clomifen steigt die Häufigkeit für Mehrlingsschwangerschaften, da in 14 % der Zyklen drei oder sogar mehr Follikel reifen. Die Wahrscheinlichkeit einer Schwangerschaft mit Zwillingen liegt mit Clomifen bei etwa 7-10 %.

Letrozol

Letrozol ist ein Medikament, das eigentlich bei Patientinnen mit Brustkrebs angewendet wird. Es findet aber auch Anwendung bei Frauen mit unerfülltem Kinderwunsch durch das PCO-Syndrom, aktuell jedoch nur „off-label". In der Regel werden fünf Tabletten des Medikaments zwischen Tag 3 und Tag 8 des Zyklus eingenommen, so wird die Reifung der Follikel unterstützt. Sind die Follikel angemessen gereift, kann der Eisprung ausgelöst werden. Mögliche Nebenwirkungen sind Hitzewallungen, Müdigkeit, Schwindel und Schweißausbrüche.

Wirkungsweise von Letrozol im Körper:

Im Gegensatz zu Clomifen täuscht Letrozol keinen Mangel an Östrogenen vor, sondern erzeugt ihn tatsächlich, indem es die Östrogenproduktion hemmt. Dadurch werden ebenfalls vermehrt FSH und LH ausgeschüttet und die Follikelreifung wird positiv beeinflusst. Bei Letrozol reifen allerdings weniger Follikel heran, sodass keine erhöhte Wahrscheinlichkeit für Mehrlingsschwangerschaften besteht. In einer Studie wurde gezeigt, dass Frauen mit PCOS unter der Behandlung mit Letrozol mehr Lebendgeburten haben als Frauen, die mit Clomifen behandelt werden. In der gleichen Studie wurde beobachtet, dass von den 750 Frauen insgesamt sechs Frauen ein Kind mit einer angeborenen Fehlbildung zur Welt brachten. Fünf dieser Kinder wurden von Frauen geboren, die mit Letrozol behandelt wurden. Um Letrozol eine teratogene Wirkung nachzuweisen, benötigt es allerdings eine deutlich größere Studie. Bei 750 Frauen ist das Ergebnis nämlich nicht aussagekräftig.

Ovitrelle

Die Ovitrelle ist eine Spritze oder ein Injektionsstift mit dem Wirkstoff Choriogonadotropin-alpha, ihr Ziel ist die Auslösung des Eisprungs. Bei Frauen mit PCOS wird sie häufig angewendet, um dem Ausbleiben des Eisprungs entgegenzuwirken. Häufige Nebenwirkungen sind Schmerzen an der Einstichstelle, Bauchschmerzen, Kopfschmerzen und Übelkeit.

Wirkungsweise von Ovitrelle im Körper:

Bei gesunden Frauen wird der Eisprung durch den „LH-Peak" (höchste Konzentration von LH) ausgelöst. Die Ovitrelle wirkt als künstlicher LH-Peak und löst so etwa 36-48 Stunden nach Verabreichung die Ovulation aus. Da der Zeitpunkt des Eisprungs durch die Spritze relativ genau festgelegt werden kann, sollten Geschlechtsverkehr oder eine künstliche Befruchtung kurz nach Verabreichung der Spritze stattfinden.

DEN KÖRPER SELBST UNTERSTÜTZEN – WAS SIE TUN KÖNNEN

Neben dem klassischen medizinischen Weg gibt es für Frauen mit PCOS viele weitere Möglichkeiten, um den Körper zusätzlich bei der Linderung der Symptome zu unterstützen. Daher wird dieses Buch folgenden Säulen der Selbstheilung eigene Kapitel widmen.

Das PCOS ist eine ernstzunehmende Erkrankung des Hormonhaushaltes, die unbehandelt zu schwerwiegenden Folgeerkrankungen führen kann. Die eigene „Behandlung" sollte daher immer in ärztlicher Absprache stattfinden und zusätzlich zur medikamentösen Therapie erfolgen. Die unterstützende Therapie basiert grundsätzlich auf vier Säulen, die zu einer gesunden Lebensweise führen sollen: **Ernährung, Seelische Gesundheit, Sport und Bewegung sowie Nahrungsergänzungsmittel.**

Ernährung

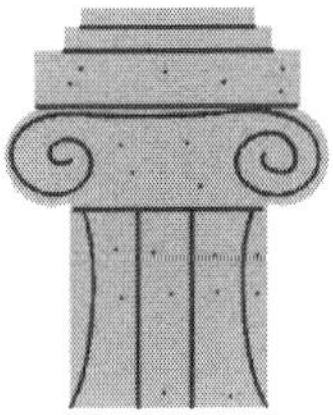

Ein Grundbaustein der Ernährung bei einem PCO-Syndrom sollte auf jeden Fall Gemüse und Obst sein. Viele Obstsorten enthalten höhere Mengen an Zucker, dieser Zucker ist zwar gesünder als industrieller Zucker, trotzdem sollten Sie sich eher an zuckerarmen Obstsorten orientieren. Dazu gehören vor allem Beeren und Steinobst. Es ist aber nicht nötig, gänzlich auf zuckerreiche Obstsorten zu verzichten. Diese sind nämlich trotzdem gesund und enthalten Vitamine.

Zu den zuckerarmen Früchten gehören:

- Brombeeren
- Johannisbeeren
- Himbeeren
- Erdbeeren
- Blaubeeren
- Stachelbeeren
- Grapefruit & Orangen
- Aprikosen, Pfirsiche, Pflaumen
- Wassermelonen (entgegen der Vermutung enthalten Wassermelonen relativ wenig Zucker, nämlich 6 g Zucker auf 100 g. Ein Apfel dagegen enthält knapp 11 g Zucker auf 100 g, also fast das Doppelte)
- Kiwis
- Maracujas

Früchte, die viel Zucker enthalten, sind:

- Äpfel
- Birnen
- Kirschen
- Weintrauben
- Bananen
- Datteln

Diese zuckerreichen Obstsorten, besonders Bananen und Datteln, lassen sich jedoch besonders gut zum Süßen verwenden, indem sie den industriellen Zucker ersetzen.

Weniger ist mehr!

Bei einer Ernährungsumstellung ist ein strikter Verzicht auf bestimmte Lebensmittel, zum Beispiel Zucker, nie ratsam. Solche Verzichte einzuhalten, ist mühsam und wird Ihnen schnell den Spaß an der Sache nehmen. Besser ist es, sich anfangs vorzunehmen, weniger einer bestimmten Sache zu essen anstatt gar nichts. Ein Schokoriegel am Tag ist besser als keiner und ist auch besser als fünf. Etwa 20 g industrieller Zucker, beispielsweise in Form von Süßigkeiten, pro Tag sind völlig in Ordnung. Das entspricht etwa zwei Kinderriegeln, 30 g Gummibärchen oder einem Drittel einer Milka-Schokoladentafel (100 g). Am besten sollten die Süßigkeiten nach dem Essen gegessen werden, dadurch können Blutzuckerspitzen nämlich vermieden werden. Als Blutzuckerspitzen bezeichnet man den rapiden Anstieg des Blutzuckers – um diesen zu senken, schüttet der Körper vermehrt Insulin aus, insbesondere bei einer Insulinresistenz. Der erhöhte Insulinspiegel führt wiederum zu einer erhöhten Androgenproduktion.

Essen Sie bewusster!

Es ist hilfreich, langsam und mit Achtsamkeit zu essen. Im Alltagsstress kommt es häufig vor, dass wir unserem Essen überhaupt keine Aufmerksamkeit schenken. Bei der Mahlzeit läuft der Fernseher, das Handy oder das Essen wird sogar schnell im Stehen zu sich genommen. Hat der Körper sein Sättigungsniveau erreicht, sendet er natürliche Zeichen, die uns das signalisieren sollen. Ist der Mensch jedoch abgelenkt, nimmt er dieses Signal häufig erst spät wahr. Bis das Sättigungsgefühl eintritt, braucht es etwa 15-20 Minuten. Wer also langsam isst, ist schneller satt und nimmt weniger Kalorien zu sich. Wenn Sie das Gefühl haben, sich häufig zu „überessen“, dann trinken Sie ein Glas Wasser vor der Mahlzeit. Auch das hilft, das Sättigungsgefühl etwas schneller zu erreichen. Mindestens zwei Liter kalorien**freie** Getränke, zum Beispiel Wasser oder ungesüßter Tee, sollte außerdem jeder Mensch täglich trinken. Bei sportlicher Aktivität sollte die Trinkmenge erhöht werden.

Aller guten Dinge sind 3!

Essen Sie außerdem drei gute und vollwertige Mahlzeiten am Tag, am besten ohne Snacks zwischendurch. Dadurch wird die Fettverbrennung aktiviert und es werden weniger Kalorien zu sich genommen, denn die meisten Snacks, die achtlos zu sich genommen werden, enthalten viel Zucker und schnell verdauliche Kohlenhydrate, die überhaupt nicht satt machen und den Insulinspiegel schwanken lassen. Problematisch ist nämlich, dass der Körper erst mit der Fettverbrennung beginnt, wenn der Insulinspiegel niedrig ist. Wird dem Körper durchgehend Nahrung zugeführt, steigen auch Blutzucker- und Insulinspiegel ständig an und der Körper hat kaum Gelegenheit, Fett zu verbrennen.

No sugar, no carb?

Neben Zucker ist es wichtig, auch auf andere ungesunde Lebensmittel zu verzichten, zum Beispiel auf Produkte aus Weißmehl und auf „leere" Kalorien, wie Nudeln und Reis. Das Problem der Weißmehlprodukte ist, dass sie kaum Nährstoffe enthalten und nicht lange sättigen, da sie wenig Ballaststoffe enthalten. Die schnell verdaulichen Kohlenhydrate führen zu einem rapiden Anstieg des Blutzucker- und Insulinspiegels.

ⓘ Was viele außerdem nicht wissen: Die Typenzahl bei Mehl steht nämlich nicht, wie häufig angenommen, für den Mahlungsgrad oder die Feinheit, sondern für den Gehalt an Mineralstoffen. Weizenmehl Typ 405 bedeutet also 405 mg an Mineralstoffen auf 100 g Mehl. Die meisten Mineralstoffe, Ballaststoffe und Vitamine stecken nämlich in der Hülle des Korns, die vor dem Mahlprozess entfernt wird.

Vollkornprodukte sind daher deutlich gesünder. Hinzu kommt, dass Weißmehl und daraus hergestellte Produkte im Verdacht stehen, Entzündungen auszulösen.

Das ‚Tellerprinzip'

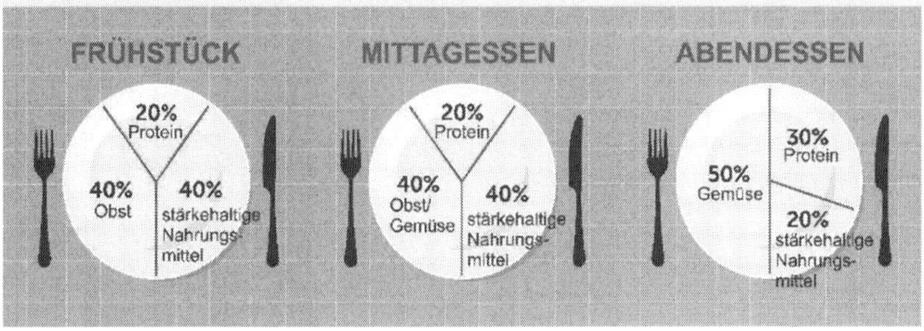

Damit eine ausgewogene Zufuhr an Makronährstoffen gewährleistet wird, ist es hilfreich, sich am „Tellerprinzip" zu orientieren. Der Teller einer gesunden Mahlzeit sollte wie folgt aussehen: 50 % Gemüse, 30 % hochwertige Eiweißquellen und 20 % ballaststoffreiche Beilage. Was genau Eiweiße sind und wie sie unserem Körper nutzen, wird in einem späteren Kapitel näher erläutert. Als Orientierungshilfe ist hier jedoch eine **Zusammenstellung an hochwertigen Eiweißquellen:**

- Milchprodukte (Quark, Käse, körniger Frischkäse)
- Eier
- Fleisch & Fisch
- Nüsse (Erdnüsse, Mandeln, Haselnüsse, Cashews)
- Kerne (Kürbiskerne, Sonnenblumenkerne, Leinsamen, Chiasamen)
- Hülsenfrüchte (Bohnen fast jeder Sorte, Linsen, Kichererbsen, Erbsen)

Zu ballaststoffreichen Beilagen gehören (mit absteigendem Gehalt):

- Mais- und Weizenkleie (diese enthalten 79 g Ballaststoffe auf 100 g, das ist wirklich viel!)
- Bohnen (Brechbohnen, Kidneybohnen, weiße Bohnen)
- Erbsen
- Lupinen
- Linsen
- Kichererbsen
- Haferflocken
- Gerste, Roggen, Dinkel, Hafer, Buchweizen
- Hirse
- Mais
- Quinoa
- Kartoffeln

Entspannung & seelische Gesundheit

Vor allem beim Nebennieren bedingten PCOS, aber auch bei allen anderen Arten, ist es wichtig, dem Körper genügend Ruhe zu geben. Denn der Körper erfährt durch das hormonelle Ungleichgewicht viel negativen Stress, ebenso wirken die körperlichen Veränderungen bei betroffenen Frauen als große Stressfaktoren und können seelisch belastend sein. In einer australischen Studie wurde festgestellt, dass Frauen mit PCOS, im Vergleich zu gesunden Frauen, häufiger an Depressionen und Angststörungen leiden. Für die seelische Gesundheit sollte also mindestens genauso viel getan werden wie für die körperliche Gesundheit.

Dafür sollte einerseits am Stressmanagement gearbeitet werden, sodass es im Alltag erst gar nicht zu viel Stress kommt. Da können auch „einfache" Lösungen helfen, zum Beispiel, alle Termine in einen Kalender einzutragen oder alle Gedanken zu notieren, sodass nichts vergessen wird. Ebenfalls wichtig sind jedoch *aktive* Entspannungsübungen (Yoga, Pilates, Meditation, Atemübungen). Im Stress des Alltags ist es manchmal schwer, sich die Zeit dafür zu nehmen. Planen Sie diese Entspannungszeiten aktiv in den Tag ein und nehmen Sie diese in Ihre Routine auf. Ist die Zeit wirklich knapp, reichen auch mal fünf Minuten. Dauerhaft sollte man an seiner seelischen Gesundheit jedoch keine Zeit „sparen".

Sport & Bewegung

Nicht zuletzt spielen auch Sport und eine Gewichtsreduktion eine große Rolle bei der Behandlung eines PCO-Syndroms. Eine Gewichtsreduktion um 5 % verringert die Symptome bei PCOS deutlich, das sind 4 Kilogramm bei einem Körpergewicht von 80 Kilogramm. Mehr Sport wirkt sich auch positiv auf die Insulinresistenz aus, denn Muskeln sondern bei Bewegung das sogenannte Interleukin-6 ab. Dieser Stoff erhöht die Sensitivität der Zellen gegenüber Insulin, sodass die Bauchspeicheldrüse geringere Mengen an Insulin produzieren muss. Durch den gestörten Stoffwechsel kann das Abnehmen mit PCOS länger dauern als bei gesunden Frauen, aber es lohnt sich! Durch einen täglichen Spaziergang und Ausdauer- oder Krafttraining an zwei oder drei Tagen in der Woche können Frauen mit PCOS aktiv etwas für ihre Gesundheit tun.

Hormongesundheit, Nahrungsergänzungsmittel und Adaptogene

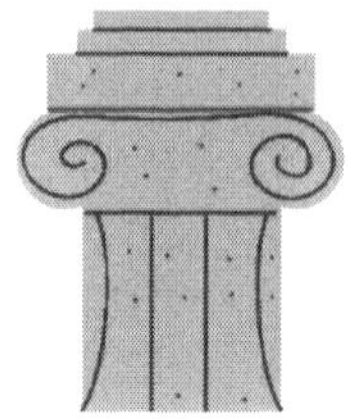

Die Basis der Therapie sollte auf jeden Fall aus einer Ernährungsumstellung und ausreichend Sport bestehen. **Zusätzlich** können auch Nahrungsergänzungsmittel zur Linderung der Symptome genutzt werden, das PCOS kann nämlich durch einen Nährstoffmangel verstärkt werden. Kann dieser mit gesunder Ernährung nicht ausgeglichen werden, ist die Nutzung von Nahrungsergänzungsmitteln sinnvoll. Es gibt einige natürliche Stoffe, die sich förderlich auf die Hormongesundheit auswirken können. Eine ausführliche Übersicht an möglichen Nahrungsergänzungsmitteln finden Sie später im Buch.

Auf einen Blick:
Möglichkeiten der Eigentherapie eines PCOS

- Verzehr von Gemüse und zuckerarmen Obstsorten
- Hochwertige Eiweißquellen
- Ballaststoffreiche Kohlenhydrate
- Verzicht von „leeren" und schnell verdaulichen Kohlenhydraten (Weißmehlprodukte, Nudeln, Reis)
- Tellerprinzip (50 % Gemüse, 30 % Eiweiß, 20 % ballaststoffreich)
- Achtsam + langsam essen, möglichst nicht mehr als 3 Mahlzeiten pro Tag
- Industriellen Zucker möglichst reduzieren
- Für ein gesundes Mikrobiom sorgen: Ernährung, Pro- und Präbiotika
- Frisch kochen, Mahlzeiten vorkochen – „Meal Prepping"
- Genügend trinken, je nach sportlicher Aktivität 2-3 Liter am Tag
- Sport machen und für ausreichend Bewegung im Alltag sorgen
- Entspannung durch Ruhezeiten und aktive Übungen

Frauengesundheit und Hormone

DER GESUNDE WEIBLICHE ZYKLUS

Jede Frau, egal, ob Kinderwunsch oder nicht, egal, ob PCOS oder nicht, sollte sich einmal mit dem Ablauf und der Funktion des eigenen Zyklus beschäftigt haben. Sich mit diesem Thema näher zu befassen, wird Ihnen auf Dauer viele Aha-Momente bringen und Ihnen helfen, den eigenen Körper besser zu verstehen.

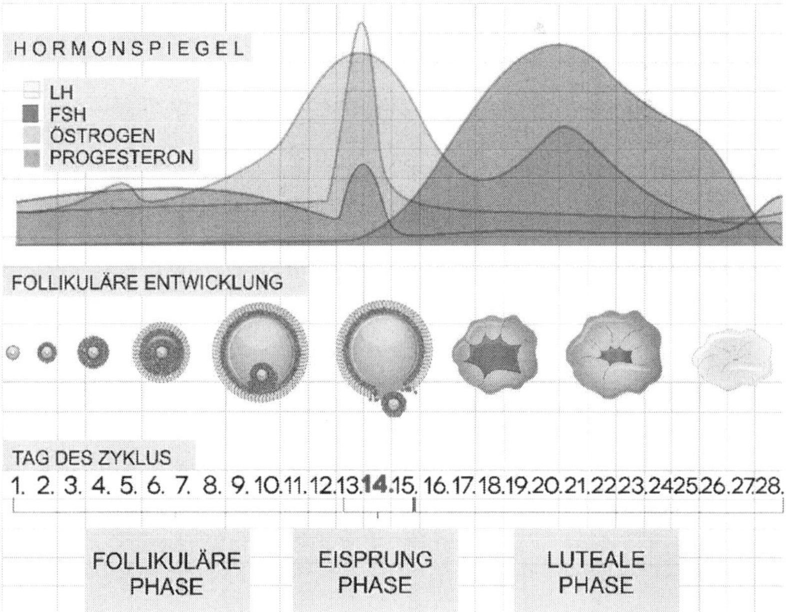

Der weibliche Zyklus ist ein Kreislauf, so viel ist klar. Physiologisch, also „gesund“, dauert er 25-31 Tage an, das ist von der Dauer der Follikelreifung abhängig. Man teilt den Menstruationszyklus in zwei Hälften ein, die erste Hälfte beginnt mit dem ersten Tag der Menstruationsblutung, die zweite Hälfte mit der Ovulation, also dem Eisprung.

Beginn: Desquamationsphase (Menstruationsblutung)

Der Zyklus beginnt mit der Menstruation, ca. an Tag 1 bis 4. Dabei wird die oberste Schicht der Gebärmutterschleimhaut (Endometrium) abgestoßen, denn diese dient der befruchteten Eizelle zur Einnistung. Da diese Befruchtung nicht stattgefunden hat, wird diese Schicht nicht mehr benötigt und abgestoßen.

Proliferationsphase: Wiederaufbau der Gebärmutterschleimhaut

Darauf folgt die Proliferationsphase an den Tagen 4-15. „Proliferation“ bedeutet wachsen oder vermehren, denn durch das Hormon Östrogen bauen sich die Zellen der Gebärmutterschleimhaut wieder auf.

In der ersten Zyklushälfte reifen außerdem mehrere Follikel im Eierstock heran, dabei wird der Reifungsprozess maßgeblich durch das Hormon FSH (Follikel-stimulierendes Hormon) beeinflusst. Jeder dieser Follikel enthält eine Eizelle. Über eine Art „Aussortierungsverfahren“ wird dann der sogenannte „Graaf-Follikel“ unter den anderen Follikeln ausgewählt. Dabei handelt es sich um den „sprungreifen“ Follikel (dieser hat einen Durchmesser von fast 2,5 cm). Die Follikel produzieren selbst auch noch Östrogen – ist eine bestimmte Östrogenkonzentration erreicht, wird LH (Luteinisierendes Hormon) freigesetzt. Erreicht das LH seinen Höchststand, den „Peak“, wird der Eisprung ausgelöst und der vorher ausgewählte Graaf-Follikel platzt und gibt die Eizelle frei. Das geschieht in der Regel an Tag 14 oder 15 des Zyklus.

Halbzeit: Ovulation

Die zweite Zyklushälfte beginnt ab der Ovulation, also etwa ab Tag 14. Der Graaf-Follikel ist geplatzt und setzt die Eizelle frei. Diese wird durch den Eileiter hin zum Uterus transportiert, das geschieht durch mikroskopisch kleine Härchen, die die Eizelle durch schwingende Bewegungen in die richtige Richtung transportieren.

Sekretionsphase/Lutealphase; Vorbereitung der Gebärmutterschleimhaut auf die Einnistung

Durch das Hormon LH wird der „leere" Graaf-Follikel nun zum Gelbkörper (Corpus luteum), daher auch der Name „luteinisierendes Hormon". Dieser Gelbkörper produziert Progesteron. Wird die Eizelle nicht befruchtet und nistet sich nicht ein, stirbt der Gelbkörper ab und die Produktion von Progesteron wird gestoppt.

Und von vorne!

Der sinkende Progesteronspiegel führt dann abschließend wieder zum Absterben der obersten Schicht der Gebärmutterschleimhaut – und schlussendlich zur Menstruation.

ZYKLUSSTÖRUNGEN

Der Körper ist kein Uhrwerk und nicht jeder Zyklus ist genau getaktet, das ist völlig normal. Besonders bei jungen Mädchen, die ihre Menstruation gerade erst bekommen haben (Menarche), kann es bis zu einem Jahr dauern, bis der Zyklus einigermaßen regelmäßig abläuft. Kurz vor der Menopause kann der Zyklus ebenfalls sehr unregelmäßig sein. Treten Zyklusstörungen jedoch dauerhaft auf und pendeln sich von selbst nicht wieder ein, sollte das auf jeden Fall mit der behandelnden Gynäkologin oder dem Gynäkologen besprochen werden.

PCOS und Zyklusstörungen

Eines der Hauptsymptome beim PCO-Syndrom sind Störungen des Zyklus. Dabei bleibt die Ovulation meist aus und auch zur Regelblutung kommt es gar nicht oder nur sehr selten. In welcher Form und Intensität sich die Zyklusstörungen bei betroffenen Frauen äußern, ist jedoch sehr individuell.

Auf einen Blick: Zyklusstörungen und mögliche Ursachen

- **Polymenorrhö**: Bei einer Polymenorrhö ist der Zyklus kürzer als 25 Tage, meist ist dabei die Follikelreifungsphase, also die erste Zyklushälfte, verkürzt. Dies kann in Stresssituationen oder um die Menarche und Menopause herum auftreten.
- **Oligomenorrhö**: Hier dauert der Zyklus länger als 25 Tage an. Ursächlich dafür kann ein PCOS sein, möglich ist aber auch eine Corpus-luteum-Persistenz. Dabei wird der Gelbkörper (Corpus luteum) nicht abgebaut und produziert weiterhin Progesteron. Da der Progesteronspiegel nicht sinkt, setzt auch die Menstruation nicht ein und der Zyklus verlängert sich.
- **Hypermenorrhö**: Hypermenorrhö liegt bei einer starken Menstruationsblutung vor, wenn der Blutverlust 80 ml pro Menstruation übersteigt. Das ist natürlich schwer abzuschätzen, vor allem, weil es Periodenprodukte in allen Größen und Stärken gibt. Anhaltspunkt für eine starke Menstruation ist aber ein Wechsel von mittelstarken Tampons oder Binden ab fünfmal pro Tag oder häufiger als alle zwei Stunden. Grund dafür ist in den meisten Fällen eine Endometriose (als Endometriose bezeichnet man eine chronische Erkrankung, bei der Gebärmutterschleimhaut außerhalb der Gebärmutter, zum Beispiel im Bauchraum, gebildet wird).
- **Menorrhagie**: So bezeichnet man eine Regelblutung, die länger als 7 Tage andauert. Meistens tritt sie zusammen mit der Hypermenorrhö und starken Regelschmerzen auf, auch hier ist eine Endometriose meist die Ursache.
- **Hypomenorrhö**: Bei einer schwachen Regelblutung unter 25 ml Blutverlust pro Menstruation spricht man von Hypomenorrhö. Ursächlich dafür kann die Einnahme der Antibabypille sein, die Intensität und Dauer der Periode in der Regel abschwächt. Aber auch bei Essstörungen und Untergewicht kann die Intensität der Periode vermindert sein.
- **Brachymenorrhö**: Brachymenorrhö ist das Gegenteil zur Menorrhagie und bezeichnet eine Regelblutung, die kürzer als drei Tage andauert. Auch die Brachymenorrhö kann durch die Antibabypille oder Untergewicht verursacht sein.
- **Metrorrhagie** und **Menometrorrhagie**: Als Metrorrhagie bezeichnet man Blutungen außerhalb der Menstruationsphase („Zwischenblutungen"). Die Menometrorrhagie ist eine Steigerung davon und bezeichnet starke und langanhaltende Zwischenblutungen. Beide können durch eine Follikelpersistenz (Reifung eines Follikels ohne Eisprung) oder die Einnahme der Antibabypille verursacht werden.
- **Spotting**: Spotting ist ein Sammelbegriff für schwache Blutungen, die bei Erkrankungen oder auch physiologisch auftreten können („Schmierblutung").

EINFLÜSSE DER MODERNEN LEBENSWEISE

Umwelteinflüsse

Mikroplastik, BPA und Trinkwasser

Exkurs Als Mikroplastik bezeichnet man mikroskopisch kleine Plastikpartikel, die von größeren Plastikteilen durch äußere Einflüsse (zum Beispiel Krafteinwirkung oder Wetter) abgetrennt wurden. Plastik verrottet nicht und „verschwindet" auch nicht einfach so. Mikroplastik findet sich vor allem im Klärschlamm unserer Kläranlagen: Durch spezielle Filter werden kleine Fremdpartikel aus dem Trinkwasser gefiltert und diese landen dann letztendlich im Klärschlamm. Über den Klärschlamm wird das Mikroplastik beispielsweise häufig in Düngern verwendet und sickert so durch die Felder in das Grundwasser, wo es schlussendlich im Meer landet. Verteilt wird das Mikroplastik jedoch nicht nur über das Wasser – da es fast kein Gewicht hat, kann es auch über den Wind oder mit dem Regen transportiert werden.

In vielen Alltagsprodukten findet sich dennoch auch „gewollt" Mikroplastik, zum Beispiel bestehen die Fasern aus Fleecestoffen, Schwämmen und Putzlappen aus Mikroplastik, das sich beim normalen Gebrauch (waschen, putzen, schrubben) ablöst und ins Wasser gelangt. Auch die kleinen Kügelchen in Peelings, die den „schrubbenden" Effekt bringen, bestehen aus Mikroplastik und in Wasserflaschen finden sich die kleinen Partikel ebenfalls wieder, und das überraschenderweise besonders viel in Glasflaschen und Mehrwegflaschen aus Plastik. Geringere Anteile sind laut einer Studie der Universität Münster in Einweg-PET-Flaschen zu finden. Leider kann Mikroplastik über all diese Wege vom menschlichen Körper aufgenommen werden. Bei einer aktuellen Forschung der Universität Amsterdam (März 2022) konnte festgestellt werden, dass Mikroplastik in unserem Gefäßsystem zirkuliert. Von 22 anonymen Blutproben enthielten 17 Mikroplastik. Der Körper besitzt jedoch einige Schutzmechanismen, um die Fremdkörper abzuwehren. So sind die luftleitenden Abschnitte (Nase, Luftröhre, Lunge) unseres Körpers mit kleinen Härchen ausgekleidet, ähnlich wie die Eileiter, die Fremdkörper durch Schlagbewegungen hinausbefördern können. Das ist dennoch kein hundertprozentiger Schutz und ob sich Mikroplastik im Gewebe einlagern kann, ist aktuell noch nicht geklärt.

Die Einatmung oder Aufnahme von Mikroplastik lässt sich also nicht vermeiden, wichtig ist jedoch, zu sagen, dass bis jetzt nur die Existenz von Mikroplastik in der Umwelt und im menschlichen Körper nachgewiesen wurde. Eine gesundheitsschädigende Wirkung wurde beim Menschen bis jetzt nicht festgestellt. Mikroplastik kann jedoch das sogenannte BPA enthalten, eine gesundheitsschädigende Wirkung dieses Stoffes konnte leider festgestellt werden. Neben Mikroplastik kann unser Körper auch das BPA (=Bisphenol A) aufnehmen. BPA ist ein künstlich hergestellter Stoff, der in vielen Kunststoffen und Harzen enthalten ist, vor allem in Gegenständen des täglichen Gebrauchs, wie Trinkflaschen, Spielzeuge, Plastikbesteck oder Kassenbons.

PCOS und BPA

Aufgrund seiner chemischen Beschaffenheit kann BPA mit Östrogenrezeptoren (= Stellen, an die Östrogen bindet, um ein Signal auszulösen) reagieren, denn in seiner Struktur ist es dem Östrogen sehr ähnlich. So kann es in den Hormonhaushalt eingreifen, beispielsweise erhöht BPA die Ausschüttung von LH und erniedrigt dabei die Ausschüttung von FSH. Beim PCOS besteht bereits ein Ungleichgewicht zwischen diesen beiden Hormonen, durch BPA wird dieses zusätzlich verstärkt. Deswegen zählt BPA auch zur Gruppe der endokrinen Disruptoren (= hormonell aktive Substanzen). In einer Studie wurde herausgefunden, dass Frauen mit PCOS, im Vergleich zu gesunden Frauen, eine erhöhte Konzentration an BPA im Blut aufweisen. Da BPA hormonell wirksam ist, wird aktuell vermutet, dass es eine Rolle in der Entstehung eines PCO-Syndroms spielen könnte, zum Beispiel, indem es die Hormone so ins Ungleichgewicht bringt, dass kein regelmäßiger Zyklus entsteht. Das ist momentan aber nur eine Hypothese und bedarf noch weiterer Forschung.

In einer weiteren Studie wurde gezeigt, dass BPA auch negative Auswirkungen auf die Fruchtbarkeit von Männern hat. Das Sperma von Männern, die BPA in ihrem Urin hatten, besaß eine deutlich schlechtere Qualität, verglichen mit Männern ohne BPA im Urin. Männer mit einer höheren BPA-Belastung zeigten im Durchschnitt auch eine verringerte Libido und eine verringerte Potenz. Unbestritten ist, dass BPA gesundheitsschädigend ist – auch das Umweltbundesamt stuft BPA als eine „für Mensch und Umwelt schädigende Chemikalie" ein. In Babyprodukten, zum Beispiel Schnuller und Flaschen, ist es schon seit 2011 in der gesamten EU verboten. Vor allem Trinkflaschen haben zum Glück immer häufiger das Siegel „BPA-frei" oder „BPA free", aber auch bei anderen Plastikprodukten sollte unbedingt auf dieses

Siegel geachtet werden. Das gilt vor allem für Frauen mit PCOS, damit das hormonelle Ungleichgewicht nicht noch weiter verstärkt wird. Aber auch bei Paaren mit Kinderwunsch sollte BPA möglichst vermieden werden, da es sich nicht nur auf die Fruchtbarkeit der Frau, sondern auch auf die Fruchtbarkeit des Mannes auswirkt. So macht es Sinn, vor allem Leitungswasser zu trinken, vergleichsweise enthält dieses nämlich weniger BPA als Wasser aus Glas- oder Plastikflaschen.

Toxine

Unter dem Sammelbegriff „Toxine" wird ein Großteil **ungesunder bzw. giftiger Substanzen** zusammengefasst. Dazu zählen die klassischen Vertreter, wie Alkohol und Nikotin. Auch andere Stoffe, wie zum Beispiel starke Antibiotika und Chemotherapeutika, können jedoch als Zellgifte wirken.

Alkohol sollte während der Schwangerschaft und Kinderwunschzeit natürlich strengstens vermieden werden – warum eigentlich genau? Alkohol ist das gefährlichste Teratogen für den Menschen. Als Teratogene bezeichnet man Stoffe, die Fehlbildungen in der Embryonalentwicklung verursachen können. So werden weltweit jedes Jahr 630.000 Kinder mit dem *fetalen Alkoholsyndrom* geboren, wobei Europa dabei leider am stärksten betroffen ist. Beim fetalen Alkoholsyndrom kommt es zu einer Vielzahl an Defekten und Fehlbildungen eines Neugeborenen, unter anderem Skelettdeformationen, Herzfehler, Organschäden und geistige Behinderung. Das Tückische am Alkohol ist, dass er die größten Schäden in den ersten Wochen der Schwangerschaft anrichtet, in der eine Frau die Schwangerschaft wahrscheinlich noch gar nicht bemerkt hat. Auch bei einem PCO-Syndrom ohne Kinderwunsch sollte auf Alkohol weitestgehend verzichtet werden, denn Alkohol kann die Symptome eines PCOS stark beeinflussen

PCOS und Alkohol

Alkohol lässt beispielsweise den Blutzuckerspiegel stark steigen. Besteht neben dem PCOS noch eine Insulinresistenz, kann der Körper den Blutzuckerspiegel durch die Resistenz kaum senken und produziert so mehr Insulin, wodurch wiederum die Androgenproduktion (noch einmal zur Erinnerung: das sind männliche Sexualhormone) angeregt wird –die PCO-Symptome verschlimmern sich. Das hohe Insulinlevel fördert nebenbei außerdem das Risiko für Übergewicht. Zusätzlich konnte in Studien nachgewiesen werden, dass Alkohol den Östrogenspiegel erhöht und den Progesteronspiegel senkt.

So entsteht ein zusätzliches Ungleichgewicht der Hormone, die für den Ablauf eines regelmäßigen Zyklus mit Ovulation wichtig sind. Frauen mit PCOS haben, wie bereits erwähnt, ein erhöhtes Risiko, an einer nicht-alkoholischen Fettleber zu erkranken. Muss die Leber nun noch zusätzlich Alkohol verstoffwechseln, ist sie besonders gefährdet für Schädigungen. Besteht kein Kinderwunsch oder keine Schwangerschaft, muss dennoch nicht komplett auf Alkohol verzichtet werden, denn in Maßen kann unser Körper mit bestimmten Toxinen umgehen. Ob und wie viel Alkohol zu sich genommen werden kann, sollte aber unbedingt ärztlich abgeklärt werden.

PCOS und Nikotin

Auch Nikotin ist bekannterweise stark schädigend, besonders während der Schwangerschaft. Auch hier wird der Embryo am stärksten in den ersten Schwangerschaftswochen geschädigt, in denen die Schwangerschaft meist noch nicht bekannt ist. Während der Kinderwunschzeit sollte daher auch auf jeden Fall auf Nikotin verzichtet werden. Nikotin wirkt an verschiedenen Stellen im Körper schädigend und verstärkt ein bestehendes PCOS. Beispielsweise wird durch Rauchen die Produktion der Hormone Östrogen und Progesteron vermindert, die Herstellung von Androgenen wird hingegen verstärkt. Das bereits bestehende Hormonungleichgewicht bei einem PCOS wird also noch verschlimmert. Zusätzlich enthält Zigarettenrauch Stoffe, die sich an die DNA binden und das Erbgut verändern. Die Chromosomen, also die Träger der Erbinformationen, in den Eizellen enthalten so geschädigte DNA – das gilt für die Spermien eines Mannes genauso. Eine weitere Stelle, an der Nikotin ansetzt, sind die kleinen Härchen in den Eileitern. Diese dienen dazu, die Eizelle durch schwingende Bewegungen von den Eierstöcken zur Gebärmutter zu befördern. Sind diese Härchen geschädigt, kann es schneller zur Eileiterschwangerschaft kommen. Bei einer Eileiterschwangerschaft nistet sich die befruchtete Eizelle nicht in der Gebärmutter ein, sondern im Eileiter. Der Embryo ist in diesem Zustand nicht überlebensfähig. Auch für die Schwangere kann eine Eileiterschwangerschaft gefährlich werden, zum Beispiel, wenn der Eileiter rupturiert (= „zerreißt"). Da bei Frauen mit PCO-Syndrom eine Schwangerschaft sowieso erschwert ist, sollte das Rauchen unbedingt vermieden werden. Die Schleimhaut der Gebärmutter wird ebenfalls durch das Rauchen geschädigt. Diese kann sich während des Zyklus nicht mehr richtig aufbauen, wodurch die Einnistung eines Embryos erschwert ist.

ⓘ Frauen, die rauchen, treten laut einer Studie im Durchschnitt zwei Jahre früher in die Menopause ein.

PCOS und Passivrauch

Fast ein Viertel der Nichtraucher und Nichtraucherinnen in Deutschland sind regelmäßig Passivrauch ausgesetzt, jährlich sterben in Deutschland sogar 4.000 nicht rauchende Menschen an den Folgen von Passivrauch. Das gilt natürlich auch für Kinder, die besonders gefährdet sind. Passivrauch bei Kindern kann zu Asthma, Atemwegsinfektionen und anderen Lungenerkrankungen führen. Passivrauchen wird nach aktuellen Erkenntnissen sogar noch gefährlicher eingeschätzt als aktives Rauchen.

Beim Rauchen entstehen nämlich zwei Arten von Rauch: 25 % des entstandenen Qualms besteht aus dem heißen Hauptstromrauch. Dieser wird von der aktiv rauchenden Person eingeatmet. Die restlichen 75 % kühlen ab und verteilen sich als Nebenstromrauch in der Luft. Durch die geringere Temperatur entstehen bis zu 100-mal höhere Konzentrationen an Schadstoffen im Nebenstromrauch, der von den Passivrauchern eingeatmet wird. Bei Frauen mit Kinderwunsch und PCOS sollte also auch Passivrauch dringend vermieden werden, damit eine Schwangerschaft nicht noch weiter erschwert wird.

Moderne Ernährung

Das Ernährungsverhalten von Menschen aus Industrieländern ist vor allem durch eine Überernährung geprägt, dadurch entstehen die klassischen Zivilisationskrankheiten, zu denen Herz-Kreislauf-Erkrankungen, Diabetes Typ 2, Bluthochdruck, Lungen- und Darmkrebs und Übergewicht zählen. Im Jahr 2001 waren 60 % der Todesfälle in Industrieländern auf Krankheiten dieser Art zurückzuführen. Trotz der Überernährung liegt häufig ein Mangel an bestimmten Nährstoffen vor, da in der modernen Zivilisation zwar viel gegessen wird, jedoch nicht besonders gesund. Die Nahrung vieler Menschen besteht aus hohen Mengen an Salz, gesättigten Fettsäuren und Zucker. Vitamin- und nährstoffhaltige Lebensmittel, zum Beispiel Obst und Gemüse, werden häufig in nicht ausreichendem Maße gegessen.

An einem Nährstoffmangel ist jedoch nicht nur der Mensch selbst schuld, häufig ist es gar nicht so einfach, gesunde Lebensmittel in der Masse an Produkten im Supermarkt zu finden. Viele Lebensmittel enthalten Zucker und Zusatzstoffe, auch natürliche Produkte, wie Obst und Gemüse, zeigen leider einen Rückgang im Nährstoffgehalt. Ein PCO-Syndrom kann durch ein Zusammenspiel vieler Faktoren entstehen, ein großer Faktor ist aber definitiv die Ernährung. Auch eine Insulinresistenz kann durch schlechte Ernährung entstehen und fördert die Symptome des PCOS.

PCOS und Ernährung – wie hängt das zusammen?

- **Übergewicht**: Übergewicht entsteht durch eine übermäßige Zufuhr an Kalorien und durch zu wenig Bewegung. Enthält die Nahrung „leere" (nichtsättigende) Kalorien, fordert der Körper immer weiter Nahrung, um das Sättigungsniveau zu halten.
- **Hoher Blutdruck**: Frauen mit PCOS haben häufig einen erhöhten Blutdruck, unbehandelt kann das zu weiteren Herz-Kreislauf-Erkrankungen führen. In der modernen Ernährung wird häufig zu viel Salz gegessen, denn Salz ist zur Konservierung in vielen Lebensmitteln enthalten, eine zu hohe Salzzufuhr steigert den Blutdruck weiter.
- **Insulinresistenz**: Schüttet der Körper zu viel Insulin aus, werden die Symptome des PCOS verstärkt. Ist eine Insulinresistenz vorhanden, sollte ein starker Anstieg des Blutzuckers (durch einfache Kohlenhydrate und Zucker) möglichst vermieden werden. Auch Sport wirkt sich positiv auf die Insulinresistenz aus, da die Muskeln bei Bewegung einen Stoff absondern, der den Körper empfindlicher gegenüber Insulin macht.

Nährstoffarme Böden

Als Ursache oder „Mitverursacher" eines PCO-Syndroms wird auch ein Nährstoffmangel vermutet. Dieser lässt sich durch eine Blutuntersuchung feststellen, welche allerdings meist selbst gezahlt werden muss.

Exkurs Ein großes Problem der modernen Zivilisation sind nährstoffarme Böden. Unsere Böden sind durch Jahrzehnte und Jahrhunderte von landwirtschaftlicher Nutzung ausgelaugt. Besonders schädigend für Böden und ihren Nährstoffgehalt ist der Anbau sogenannter Monokulturen. Darunter versteht man die Bepflanzung von Feldern mit nur einer Pflanzenart. Das ist aus verschiedenen Gründen problematisch. Zum einen verbraucht dieselbe Pflanzenart immer nur dieselben Nährstoffe, Mais zum Beispiel benötigt für ein gutes Wachstum hohe Mengen an Stickstoff, jedoch nur geringe Mengen an Magnesium. Wird auf einem Feld jahrelang nur Mais angebaut, enthält der Boden am Ende kaum noch Stickstoff, dafür aber Übermengen an Magnesium – er ist quasi „leergesogen". Ein weiteres Problem der meisten Monokulturen sind Schädlinge. Trifft ein Maiskäfer auf mehrere Hektar von Maisfeldern, kann er sich problemlos vermehren und innerhalb weniger Wochen eine komplette Ernte zerstören. Den Anbau von Monokulturen findet man allerdings nicht nur in Deutschland, auf der ganzen Welt ist diese Anbauweise am meisten verbreitet und fügt vor allem dem Ökosystem des Regenwaldes großen Schaden zu.

Die Lösung dieses Problems ist eigentlich relativ simpel – der Anbau von Mischkulturen. So werden die Nährstoffe der Böden vielseitig genutzt und Schädlinge haben schlechtere Chancen. Leider ist der Anbau von Mischkulturen für Landwirte meist aufwendiger und teurer, denn die Ernte kann unter Umständen nicht zur selben Zeit stattfinden, aufgrund verschiedener Reifezeiten. Aufgrund des vielfältigeren Nährstoffbedarfes müssen Mischkulturen auch weniger gedüngt werden. Das ist vorteilhaft, denn Dünger ist nicht nur schlecht für die Umwelt, sondern auch für den Menschen. Düngemittel, egal, ob künstlich hergestellt oder natürlich, enthält in der Regel hohe Mengen an Stickstoff, diese gelangen von den Feldern ins Grundwasser. 27 % des deutschen Grundwassers enthält zu hohe Stickstoffwerte und entspricht nicht den EU-Wasserrahmenrichtlinien. In Deutschland wird vor allem Gülle zur Düngung verwendet, weil es kostengünstig ist und als Abfallprodukt nur Entsorgungskosten verursachen würde. Leider enthält Gülle neben hohen Nitratwerten auch noch Spuren von Antibiotika und multiresistenten Keimen. Diese gelangen vom Stall in die Umwelt und werden großflächig auf Feldern verteilt. Eine amerikanische Studie zeigte, dass Menschen, die in der Nähe von Feldern leben, die mit Schweinegülle gedüngt werden, häufiger an MRSA erkranken. MRSA ist ein typischer multiresistenter Krankenhauskeim und steht für „Methicillin-resistenter Staphylococcus aureus", eine Infektion mit einem solchen Bakterienstamm kann lebensgefährlich sein und ist durch die vielfältige Antibiotikaresistenz nur schwer behandelbar. Um nachhaltiges, gesundes und nährstoffreiches Gut anzubauen, sind Mischkulturen also sehr wichtig.

PCOS und nährstoffarme Böden

Aus nährstoffarmen Böden resultiert nährstoffarmes Obst und Gemüse. Ist die Ernährung sowieso eher einseitig, dann kann daraus ein Nährstoffmangel entstehen. Auch bei einer gesunden Ernährung mangelt es vielen Frauen an bestimmten Nährstoffen, dazu zählen vor allem Vitamin D, Magnesium, Zink und Jod. Zusätzlich hat fast die Hälfte aller Frauen, die im „gebärfähigen" Alter sind, einen Eisenmangel. Grund dafür ist vor allem der Blutverlust während der Periode. An **Vitamin D** mangelt es Frauen mit PCOS besonders häufig, daher wird darauf im Kapitel „Vitaminstatus" tiefergehend eingegangen. Die Aufgabe von **Magnesium** liegt hauptsächlich in der Darm- und Nierenfunktion. Beobachtet wurde aber auch, dass Frauen mit einem PCO-Syndrom und/oder einer Insulinresistenz häufiger einen Magnesiummangel aufweisen.

In einer weiterführenden Studie konnte dann nachgewiesen werden, dass eine erhöhte Aufnahme von Magnesium die Insulinsensitivität erhöhen konnte. Das heißt, dass die Körperzellen auf das ausgeschüttete Insulin besser reagieren können und so weniger Insulin von der Bauchspeicheldrüse ausgeschüttet werden muss. Wenn weniger Insulin ausgeschüttet werden muss, produziert der Körper auch weniger männliche Hormone, sodass die Einnahme von Magnesium sich positiv auf ein PCO-Syndrom auswirken kann. Ebenso wurde beobachtet, dass eine Magnesiumeinnahme das Risiko für die Entwicklung von Diabetes Typ 2 senken konnte. Auch hier können Frauen mit PCOS von der Wirkung des Magnesiums profitieren, da eine Insulinresistenz häufig eine Vorstufe von Diabetes Typ 2 ist. Höhere Mengen an Magnesium können allerdings Durchfall verursachen, da Magnesium in den Wasserhaushalt eingreift. Mehr als 250 mg Magnesium wird von der DGE nicht empfohlen. Wichtig zu wissen ist auch, dass Magnesium Vitamin D aktiviert. Ist also ein Magnesiummangel vorhanden, kann der Körper nicht genug Vitamin D produzieren. Andersherum kann ein Vitamin-D-Mangel auch durch einen Magnesiummangel entstehen. Wenn Sie einen Magnesiummangel haben und diesen mit einem Nahrungsergänzungsmittel bekämpfen möchten, achten Sie auf eine gute Qualität. Viele Präparate enthalten nämlich nur Magnesium**oxid**, welches vom Körper nur schlecht aufgenommen werden kann.

Anzeichen für einen Mangel an Magnesium: Muskelkrämpfe (zum Beispiel auch unruhiges Zucken im Augenlid), Konzentrationsstörungen, Schwindel
Lebensmittel, die viel Magnesium enthalten: Schokolade, Nüsse, Brokkoli und Hülsenfrüchte

Eisen ist das häufigste Spurenelement im Körper, der Körper benötigt also recht viel davon, nämlich ca. 10 mg pro Tag. Leider werden nur etwa 10 % des zugeführten Eisens vom Körper auch wirklich aufgenommen, sodass bei der Ernährung stark auf Eisenquellen geachtet werden sollte. Seine Aufgabe besteht darin, Sauerstoff zu speichern und zu transportieren. Ein Eisenmangel ist die häufigste Mangelerscheinung beim Menschen weltweit. Davon sind vor allem Frauen betroffen, die starke Menstruationsblutungen haben, wie es beim PCOS häufig der Fall ist. Viele gesetzliche Krankenkassen zahlen eine Blutuntersuchung auf einen Eisenmangel, da dieser eben sehr häufig bei Frauen vorkommt. Die Untersuchung auf andere Nährstoffmängel muss jedoch häufig selbst gezahlt werden.

Anzeichen für einen Mangel an Eisen: Blässe, Müdigkeit, Schwindel, Kopfschmerzen, Antriebslosigkeit. Menschen mit einem Eisenmangel wird außerdem nach längerem Sitzen oder Liegen häufig „schwarz vor Augen".
Lebensmittel, die viel Eisen enthalten: dunkles Fleisch (insbesondere Leber), Soja, Linsen und Erbsen. Spinat wird häufig als *die* Eisenquelle bezeichnet. Für Gemüse enthält Spinat zwar „relativ" viel Eisen (4 mg auf 100 g Spinat), das ist jedoch sehr wenig im Vergleich zu Fleisch (Schweineleber: ca. 20 mg auf 100 g). Außerdem enthält Spinat Oxalsäure, welche im Verdacht steht, die Eisenaufnahme zu hemmen. Als primäre Eisenquelle ist er also eher ungeeignet, gesund ist er jedoch trotzdem.

Zink übernimmt vielfältige Aufgaben im Körper, beispielsweise benötigen viele Enzyme Zink, um funktionieren zu können. Zink stimuliert ebenfalls Zellen des Immunsystems und ist an der Speicherung von Insulin beteiligt. Pro Tag benötigt der Körper etwa 10-15 mg, Zink kann vom Körper allerdings nicht gespeichert werden und sollte deswegen täglich mit der Nahrung zugeführt werden. In der Bauchspeicheldrüse, wo Insulin produziert wird, kann Insulin nur mithilfe von Zink gespeichert werden. Studien haben gezeigt, dass Zink die Körperzellen sensibler gegenüber Insulin machen kann, so wirkt es einer Insulinresistenz entgegen und wirkt sich positiv auf das PCO-Syndrom aus.

Anzeichen für einen Mangel an Zink: Ein Zinkmangel tritt häufig während Entzündungen und längeren Stressperioden auf – Stichwort: Nebennieren bedingtes PCO-Syndrom und PCO-Syndrom durch stille Entzündungen.
Lebensmittel, die viel Zink enthalten: Fleisch, Sonnenblumen- und Kürbiskerne, Lein- und Mohnsamen, Paranüsse, Erdnüsse

Jod wirkt vor allem in der Schilddrüse, weil es Baustein der Schilddrüsenhormone T3 und T4 ist. Der Körper benötigt etwa 0,1 mg Jod täglich, davon befindet sich der höchste Teil in der Schilddrüse, der zweithöchste Teil befindet sich in den Eierstöcken. Eine abgewandelte Form von T3, nämlich FT3, spielt bei der Follikelreifung eine wichtige Rolle. Deswegen kann sich ein Jodmangel negativ auf die Follikelreifung in den Eierstöcken auswirken, beim PCO-Syndrom ist dieses leider grundsätzlich schon gestört.

Anzeichen für einen Jodmangel: Bei einem Jodmangel werden weniger Schilddrüsenhormone produziert, häufig entsteht dadurch eine vergrößerte Schilddrüse („Struma" oder „Kropf" genannt). Neben Problemen mit der Schilddrüse kann ein Jodmangel auch eine der Ursachen für das PCO-Syndrom und Unfruchtbarkeit sein.
Lebensmittel, die viel Jod enthalten: Viel Jod ist im Meerwasser enthalten, daher auch in Fischen und Meeresfrüchten (besonders in Kabeljau und Garnelen). Das Grundwasser hingegen ist eher arm an Jod, daher sind Obst und Gemüse eher schlechte Jodquellen. Salze mit der Bezeichnung „Jodsalz" und „jodiertes Speisesalz" enthalten zugesetztes Jod und können auch gerne verwendet werden.

Vitaminstatus und Vitamin D

Vitamin – da stecken zwei wichtige Wortbausteine drin. „Vita" bedeutet Leben und „Amin" steht in dem Fall für eine chemische Struktur. Vitamine sind also lebensnotwendige Moleküle. Das Thema „Vitamine" ist ziemlich umfangreich, da Vitamine jedoch unglaublich wichtig für unseren Körper sind, lohnt es sich, hier etwas genauer hinzuschauen.

Die Vitamine, die unser Körper braucht, sind essenziell. Das bedeutet, unser Körper kann sie nicht selbst herstellen, sodass wir sie durch unsere Nahrung zuführen müssen. Zwar können die Organismen unserer Darmflora auch einige Vitamine selbst herstellen, die Mengen sind allerdings so gering, dass diese kaum ins Gewicht fallen. Das Vitamin D bildet dabei eine Ausnahme, Vitamin D stellt unser Körper in gewissen Mengen nämlich selbst her – dazu mehr im Abschnitt ‚Auf einen Blick'.

Die Funktionen der Vitamine in unserem Körper sind vielfältig: Sie können als Hormone wirken (Vitamin D), als sogenannte „Cofaktoren" an chemischen Reaktionen im Körper beteiligt sein und Signale weiterleiten. Wie hoch der Vitaminbedarf eines Menschen ist, ist allerdings sehr individuell und hängt zum Beispiel von der körperlichen Belastung, von Wachstumsphasen und Schwangerschaft oder Stillzeit ab.

Exkurs Grundsätzlich kann man Vitamine in zwei Gruppen einteilen, fettlöslich und wasserlöslich. Zu den fettlöslichen Vitaminen gehören die Vitamine E, D, K und A (Merkspruch: „Edeka" – wie die Supermarktkette). Fettlösliche Vitamine können übrigens im Körper gespeichert werden, das können die wasserlöslichen nicht. Wasserlöslich sind damit die Vitamine B1, B2, B3, B5, B6, B7, B9, B12 und das Vitamin C.

Mangelt es unserem Körper an bestimmten Vitaminen oder hat er zu viele davon, kann das gefährlich werden. Bei einem Vitaminmangel spricht man von einer *Hypovitaminose* (auch Avitaminose genannt, wenn kein Mangel besteht, sondern das Vitamin gänzlich im Organismus fehlt).

Ursache für einen Vitaminmangel ist häufig eine Mangelernährung: Wenn wir uns sehr einseitig ernähren und immer dieselben Lebensmittel essen, erhält der Körper eben ständig nur dieselben Vitamine. Da der Körper jedoch eine Vielfalt an Vitaminen benötigt, um richtig funktionieren zu können, ist eine vielfältige und ausgewogene Ernährung sehr wichtig.

Es gibt auch andere Gründe für einen Vitaminmangel, zum Beispiel kann die Nährstoffaufnahme im Darm durch bestimmte Krankheiten gestört sein. Sind die Vitaminspeicher im Körper aufgebraucht, reagiert unser Körper, die Symptome eines Vitaminmangels sind jedoch leider relativ unspezifisch und werden deswegen nicht immer erkannt. So können anhaltende Müdigkeit und Konzentrationsstörungen Anhaltspunkte für einen Vitaminmangel sein. Ein Vitaminmangel wird in der Regel durch Nahrungsergänzungsmittel therapiert und lässt sich dadurch schnell wieder in den Griff bekommen.

Das Gegenteil eines Vitaminmangels ist eine Überdosis an Vitaminen, die *Hypervitaminose*. Da unser Körper nur die fettlöslichen Vitamine speichern kann, sind in der Regel auch nur diese von einer Überdosis übertroffen. Hat der Körper nämlich zu viele wasserlösliche Vitamine aufgenommen, werden diese mit dem Urin einfach ausgeschieden. Die Symptomatik einer Vitaminüberdosis ist vielfältig und hängt stark vom betroffenen Vitamin ab, deswegen ist auch sie leider schwer zu erkennen. Auch aus diesem Grund ist es wichtig, die Ernährung ausgewogen zu gestalten, sodass man nicht Gefahr läuft, zu hohe Mengen eines Vitamins zu sich zu nehmen. Eine Überdosis an Vitaminen ist etwas schwerer zu therapieren als ein Mangel und bedarf Zeit, in der der Körper die überschüssige Dosis „aufbrauchen" kann.

Auf einen Blick: Übersicht über die wichtigsten Vitamine, ihre Funktionen sowie Mangelerscheinungen:

- **Vitamin A** gehört zur Gruppe der Retinoide und ist wichtig für gutes Sehen, es spielt allerdings auch bei der Genregulation und beim Erhalt des Gewebes eine wichtige Rolle. Bei einem Vitamin-A-Mangel ist häufig das Auge beeinträchtigt, zum Beispiel kommt es zur Nachtblindheit (erschwertes Sehen bei Dunkelheit) und trockenen Augen. Bei Kindern kann sich ein Vitamin-A-Mangel auch in einer Wachstumsstörung zeigen. Lebensmittel, die besonders hohe Mengen dieses Vitamins enthalten, sind Leber, Eigelb und Spinat.

- **Vitamin E** („Tocopherol") wirkt antioxidantisch. Antioxidantien sind Stoffe, die den Körper vor freien Radikalen schützen. Als freie Radikale bezeichnet man Moleküle, die sehr reaktiv sind und sich deswegen gerne an andere Moleküle binden, dadurch können sie Zellen und Gewebe zerstören. Mangelt es dem Körper an Vitamin E, kann es zu Problemen bei der Muskelbewegung kommen. Ein Vitamin-E-Mangel ist aber eher selten. Vitamin E findet sich besonders in hochwertigen Pflanzenölen oder Nüssen.

- **Vitamin K** („Phyllochinon") ist wichtig bei der Herstellung von Proteinen, besonders bei den sogenannten Gerinnungsfaktoren. Wie der Name schon vermuten lässt, sind diese an der Blutgerinnung beteiligt. Bei einem Vitamin-K-Mangel kommt es zu Gerinnungsstörungen und Blutungsneigung. In den meisten Kohl- und Salatsorten ist viel Vitamin K enthalten.

- **Vitamine der Gruppe B** dienen alle als Cofaktoren, sind also wichtig für biologische und chemische Reaktionen, die in unserem Körper ablaufen. Bei einem Mangel kann es zu verschiedensten Symptomen kommen, unter anderem Depressionen, Muskelschmerzen, Defekte in der Embryonalentwicklung und Schleimhautentzündungen. Bei einer veganen oder vegetarischen Ernährung ist das Risiko für einen Vitamin-B12-Mangel erhöht, im besten Fall sollte dieser Mangel durch eine ausgewogene Ernährung oder Nahrungsergänzungsmittel behoben werden. B-Vitamine findet man vor allem in Fleisch, Fisch und Milchprodukten.

- **Vitamin C** kennt man auch als Ascorbinsäure. Es dient als Cofaktor, wirkt antioxidantisch und hilft außerdem bei der Aufnahme von Eisen. Die bekannteste Mangelerscheinung ist wohl die Piratenkrankheit „Skorbut". Vitamin C ist in hohen Mengen in Zitrusfrüchten enthalten, also in Zitronen,

Orangen und vielen weiteren. Auf See war das Obst allerdings sehr knapp und schnell verdorben, sodass die Seeleute kaum Vitamin C zu sich nahmen. Bei Skorbut kommt es anfangs zu Konzentrationsstörungen und einer Anfälligkeit für Infekte, unbehandelt führt es zum Beispiel zu Osteoporose und Zahnausfall, letztendlich kann es auch tödlich enden.

• **Vitamin D** nimmt eine besondere Rolle beim PCOS ein. Man kennt es auch unter dem Namen „Calciferol". Wie bereits erwähnt, ist es das einzige Vitamin, welches unser Körper in ausreichenden Mengen selbst herstellen kann. Dafür benötigt er UV-B-Strahlung, also Sonnenlicht. Vitamin D erhält den Calcium- und Phosphatspiegel im Körper aufrecht und ist stark am Bau der Knochensubstanz beteiligt. Ein Mangel an Vitamin D tritt vor allem im Winter auf und gar nicht so selten. Laut Robert-Koch-Institut sind 30 % der deutschen Erwachsenen nur mangelhaft mit Vitamin D versorgt. Nahrungsergänzungsmittel mit Vitamin D einzunehmen, ist also im Winter besonders empfehlenswert. Das gilt vor allem für Kinder, die das Vitamin D für den Knochenaufbau während des Wachstums dringend benötigen. Eine Mangelerscheinung an Vitamin D kann sich bei Erwachsenen in einer Osteomalazie zeigen, so bezeichnet man eine Erweichung der Knochen. Das kann mit Knochenbrüchen und starken Schmerzen verbunden sein. Bei Kindern kann es durch einen Mangel zur Ausbildung einer Rachitis kommen, dabei können die Knochen nicht richtig „verknöchern" und aushärten (die Knochen von Kindern bestehen anfangs aus einem weicheren Material, das beim Wachstumsprozess später in härtere Knochensubstanz umgebaut wird). So kann es zu Wachstumsstörungen und Deformierung von Knochen kommen.

PCOS und Vitamin D:

Bei 67-85 % der Frauen mit PCOS konnte ein ausgeprägter Vitamin-D-Mangel festgestellt werden. In mehreren Studien konnte nachgewiesen werden, dass sich die Einnahme von Vitamin D positiv auf die Symptome des PCO-Syndroms auswirkt. Eine dieser Studien verglich zwei Gruppen von Frauen, beide Gruppen hatten das PCOS, eine Insulinresistenz und einen Vitamin-D-Mangel. Die eine Gruppe erhielt jedoch Vitamin-D-Präparate und die andere ein Placebo-Medikament. Bei der Gruppe, die Vitamin D erhielt, zeigte sich eine deutliche Verbesserung von Insulinwerten, Blutdruck und dem Menstruationszyklus. Eine andere Studie zeigt, dass Frauen mit einem ausgeglichenen Vitamin-D-Spiegel eine viermal höhere Wahrscheinlichkeit für eine Schwangerschaft haben als Frauen mit einem Mangel an Vitamin D.

Wichtig: Vitamin D sollte immer mit Vitamin K2 eingenommen werden, dafür eignen sich am besten Nahrungsergänzungsmittel, die aus einer Kombination der beiden bestehen. Grund dafür ist, dass Vitamin D die Konzentration von Calcium im Blut erhöht, dieses Calcium wird vom Vitamin K2 verwertet und verstoffwechselt. Fehlt Vitamin K2, kann das Calcium nicht aufgenommen werden und lagert sich im Körper, vor allem in den Gefäßen, ab. Das kann zu Gefäßerkrankungen führen. Liegt neben dem Vitamin-D-Mangel auch ein Mangel an Magnesium vor, sollte Magnesium ebenfalls zugeführt werden, da das Vitamin D ansonsten wirkungslos bleibt.

Der Tagesbedarf an Vitamin D liegt bei etwa 20 Mikrogramm. Der Vitamin-D-Gehalt in Nahrungsergänzungsmitteln wird jedoch meist in Internationalen Einheiten („IE") angegeben, in dieser Einheit entspricht der Tagesbedarf etwa 800 IE.

Kinderwunsch trotz PCOS?

PROBLEMATIK

Ein PCO-Syndrom wird häufig erst erkannt, wenn der Kinderwunsch schon eine Zeit lang unerfüllt ist und sich die Frau beim Frauenarzt vorstellt. Durch unregelmäßige Zyklen und ausbleibende Ovulation ist es dem Körper gar nicht möglich, ein Kind zu zeugen. Beim PCOS gibt es jedoch auch einige andere Faktoren, die den Kinderwunsch negativ beeinflussen können. Da ein unerfüllter Kinderwunsch durch das PCO-Syndrom bei den meisten Frauen vor allem durch einen unregelmäßigen Zyklus beziehungsweise eine ausbleibende Ovulation bedingt ist, gilt es als erste Maßnahme, den Zyklus wieder ins Gleichgewicht zu bringen. Dafür müssen die Hormone im Körper wieder zurück in ein ausgeglichenes Verhältnis gelangen. Aber auch Übergewicht und eine Insulinresistenz stehen dem Kinderwunsch entgegen.

Sie sehen, dass es beim PCO-Syndrom nicht „die eine" Ursache für den unerfüllten Kinderwunsch gibt. Meist liegt es an einer Vielzahl von Faktoren, die alle nach und nach aus dem Wege geräumt werden müssen. Dazu sollte eine ganzheitliche Therapie genutzt werden, denn unser Körper ist ein System mit vielen Stellschrauben – nur an einer dieser Stellschrauben zu drehen, hilft meist nicht. Unter Umständen kann es einige Monate, vielleicht sogar ein Jahr dauern, bis die Symptome des PCOS nahezu vollständig verschwinden. Heilen kann man das PCO-Syndrom nämlich nicht, jedoch lässt es sich bei einer ganzheitlichen Therapie stark zurückschrauben. Bei der Therapie gilt es, geduldig zu bleiben und vor allem dem Körper Zeit zur (Selbst-) Heilung zu geben. Eine Erkrankung, die sich über mehrere Jahre „angestaut" hat, lässt sich leider nicht in wenigen Wochen heilen. Bleiben Sie geduldig – es lohnt sich, versprochen!

MÖGLICHKEITEN DER BEHANDLUNG & ERFÜLLUNG DES KINDERWUNSCHES

Das PCO-Syndrom und dessen Behandlung bei einem bestehenden Kinderwunsch sollte sich auf verschiedene Säulen stützen. Idealerweise besteht eine Behandlung aus einer medikamentösen Therapie, Sport und gesunder Ernährung. Um einen besseren Überblick über den eigenen Zyklus zu erhalten, sollte dieser ebenfalls beobachtet werden. Zur unterstützenden Therapie können dann auch zusätzlich Nahrungsergänzungsmittel und Adaptogene eingenommen werden, bei einem Nährstoffmangel sollte allerdings immer eine Ernährungsumstellung die erste Wahl sein. Wenn das nichts hilft, können Ergänzungsmittel gerne zur Unterstützung eingenommen werden.

Medikamente bei PCOS mit Kinderwunsch

Metformin

Metformin ist eigentlich ein Medikament, das bei Menschen mit Diabetes Typ 2 eingesetzt wird. Aufgrund seiner Wirkung auf das Insulin wird es aber auch immer häufiger Frauen mit PCOS und Insulinresistenz verschrieben. Indem es die Wirkung des Insulins im Körper verstärkt, muss die Bauchspeicheldrüse auch weniger Insulin produzieren. So sinkt der Insulinspiegel und gleichzeitig wird auch die Produktion männlicher Hormone reduziert. Metformin greift relativ stark in den Hormonhaushalt ein, sodass viele Frauen Nebenwirkungen verspüren. Diese reichen von körperlichen Beschwerden (Hitzewallungen, Kopfschmerzen) bis hin zu starken Gemütsveränderungen und Depressionen.

Clomifen

Clomifen täuscht dem Körper einen Mangel an Östrogenen vor, durch eine Reihe an Reaktionen im Körper werden so vermehrt die Hormone LH und FSH ausgeschüttet. Diese stimulieren das Wachstum der Follikel und bringen den Zyklus so in Gang. Da in Zyklen mit der Behandlung durch Clomifen häufig mehrere Follikel reifen, steigt hier die Wahrscheinlichkeit für Schwangerschaften mit Mehrlingen. Auch verspüren viele Frauen bei der Behandlung mit Clomifen starke Gemütsveränderungen.

Letrozol

Letrozol wirkt ähnlich wie Clomifen, jedoch täuscht es dem Körper keinen Mangel an Östrogenen vor, sondern erzeugt dies tatsächlich. So werden, wie beim Clomifen auch, LH und FSH vermehrt ausgeschüttet und die Reifung der Follikel geht voran. In Zyklen mit Letrozol treten Schwangerschaften mit Mehrlingen statistisch seltener auf (verglichen mit Clomifen), auch verspüren viele Frauen weniger Nebenwirkungen bei Letrozol im Vergleich zu Clomifen. Das Medikament ist zwar nicht neu, die Verwendung beim Kinderwunsch jedoch schon.

Ovitrelle

Ovitrelle wird gespritzt, um den Eisprung auszulösen. Häufig findet er 36-48 Stunden nach der Injektion statt. So kann eine Befruchtung (künstlich oder natürlich) effektiver sein, da der Zeitraum der Ovulation optimal genutzt werden kann.

Keine Wirkung ohne Nebenwirkung, wie es so schön heißt. Viele der genannten Medikamente können Nebenwirkungen auslösen. Das ist nicht nur psychisch sehr belastend, auch ist durch eine hormonelle Behandlung das Abnehmen erschwert. Die Medikamente beim PCOS sollten nicht „auf Biegen und Brechen" genutzt werden, wenn Sie merken, dass Ihr Körper darunter leidet. Ein unerfüllter Kinderwunsch allein wirkt sich auf die Psyche mitunter schon sehr belastend aus, die Medikamente sollten das nicht noch verschlimmern. Wenn Sie ein Medikament nicht vertragen und alternativ ein anderes Medikament ausprobieren möchten, dann ist das Ihr gutes Recht. Wenn die Frauenärztin oder der Frauenarzt das nicht versteht, dürfen Sie hartnäckig bleiben. Es ist Ihr Körper und in der Medizin gibt es eigentlich immer Alternativen, denn jeder Mensch ist individuell und auch jeder Körper reagiert anders.

Den Zyklus beobachten:

Da der Zyklus bei PCO-Patientinnen sehr unregelmäßig ist, macht es Sinn, ihn genauer zu verfolgen und zu verstehen. Nicht in jedem Zyklus während einer Kinderwunsch-Behandlung wird zum Beispiel der Eisprung durch eine Spritze ausgelöst. Häufig, vor allem am Anfang der Kinderwunschbehandlung, versuchen Ärztinnen und Ärzte, (sinnvollerweise) wenige Medikamente einzusetzen. Nicht jede Frau mit PCOS hat jahrelang Schwierigkeiten mit dem Schwangerwerden, häufig reicht auch eine geringe Unterstützung. Besonders in Zyklen ohne stärkere Unterstützung (zum Beispiel durch

Medikamente, Auslösespritze, Follikel-Beobachtung im Ultraschall) macht es daher Sinn, zu beobachten, wann der Eisprung stattfindet. So kann auch der Geschlechtsverkehr im Ovulationszeitfenster mit höherer Wahrscheinlichkeit zu einer Schwangerschaft führen. Die bekanntesten und sichersten Möglichkeiten, um die Ovulation selbst zu bestimmen, sind folgende:

Ovulationstests

Ovulationstests messen das Hormon LH im Urin, welches die Ovulation während des Zyklus auslöst. Ungefähr 24-36 Stunden vor der tatsächlichen Ovulation steigt das Hormon so stark an, dass der Ovulationstest ausschlägt. Am besten wird der Test also täglich durchgeführt, etwa eine Woche vor dem erwarteten Eisprung (bei Frauen, die ihre Zykluslänge überhaupt nicht kennen, kann der Test natürlich auch über einen längeren Zeitraum durchgeführt werden). Die meisten Ovulationstests funktionieren am besten direkt nach dem Aufstehen („Morgenurin"), das kann unter Umständen jedoch je nach Hersteller variieren und sollte deshalb zuerst nachgelesen werden. Auch sollte der Test jeden Tag möglichst zur gleichen Uhrzeit gemacht werden, denn der Hormongehalt im Urin schwankt über den Tag verteilt, für ein sichereres Testergebnis sollten Schwankungen daher vermieden werden.

Die Tests funktionieren ähnlich wie ein Schwangerschaftstest, bei Kontakt mit Urin erscheinen zwei Striche. Der eine Strich sollte immer kräftig vorhanden sein, er dient nämlich zur Kontrolle (wenn er nicht vorhanden ist, ist das Teststäbchen möglicherweise „kaputt"), der zweite Strich zeigt dann die Konzentration des Hormons LH an. Anders als bei einem Schwangerschaftstest (wo der Strich entweder vorhanden ist oder nicht), ist der zweite Strich mal stärker und mal schwächer ausgeprägt. Je stärker die LH-Konzentration, desto näher befindet sich ihr Zyklus am Eisprung und desto stärker ist der Strich. Bei den typischen Streifentests können Sie ein Blatt Papier mit den Tests von je einem Zyklus bekleben. Ganz oben fangen Sie mit dem ersten Test dieses Zyklus an und danach folgen die weiteren Tests in chronologischer Reihenfolge (am besten wird jeder Test mit Datum und Uhrzeit versehen). So können Sie exakt beobachten, ob und wie stark sich der zweite Strich verändert, denn die Farbintensität ändert sich manchmal nur minimal, sodass es schwierig ist, zu erkennen, wann der Strich am stärksten ist.

Diese Methode ist relativ sicher, allerdings auch ein wenig aufwendig. Wichtig ist, dass der Test täglich durchgeführt wird, sonst kann die Ovulation verpasst werden. Auch sind bestimmte Ovulationstests, besonders solche mit Monitor (zum Beispiel „Clearblue"), relativ teuer auf Dauer. Die kleinen Teststreifen mit zwei Strichen sind dagegen günstiger.

Temperatur-Methode

Eigentlich eher zur Verhütung bekannt, kann diese Methode aber auch beim Kinderwunsch behilflich sein. Die Körpertemperatur ändert sich im Laufe des Zyklus und hat ihren höchsten Wert ab dem Eisprung bis zur Menstruation. Mit einem speziellen Basalthermometer kann die Körpertemperatur auf zwei Nachkommastellen gemessen werden (bei einem normalen Fieberthermometer ist es nur eine Nachkommastelle, das ist für diese Methode viel zu ungenau). Das muss jeden Morgen direkt nach dem Aufwachen und bestenfalls vor dem ersten Aufstehen vaginal erfolgen. Das Ergebnis kann dann in eine App eingetragen werden, sodass Sie einen Überblick über die Temperatur während des Zyklus erhalten. Auch der Zervixschleim, der vom Gebärmutterhals gebildet wird, verändert sich während des Zyklus. Am Anfang des Zyklus ist er normalerweise eher trocken bis klebrig. Zum Zeitpunkt der Ovulation wird er flüssig und lässt sich ziehen. Diese Beobachtung kann zusätzlich zur Temperatur genutzt werden, um den Zeitpunkt der Ovulation festzustellen. Vorteil dieser Methode ist, dass sie sehr kostengünstig ist. Allerdings ist sie nur bei korrekter Durchführung sicher und deswegen für manche Frauen zu aufwendig.

Neuerdings gibt es auch andere Wege, um diese Methode etwas komfortabler zu gestalten. Bestimmte Hersteller verkaufen kleine Geräte (in Tampon-Größe), die vor dem Schlafen vaginal eingeführt werden. Über Nacht wird dann die Temperatur gemessen und per Bluetooth von dem Gerät mittels einer App auf das Handy übertragen. Morgens kann das Gerät einfach herausgenommen und gereinigt werden, sodass es am Abend wieder startklar ist. Diese Methode ist sehr komfortabel, da Störfaktoren weitestgehend eliminiert werden (zum Beispiel wird die Temperatur dadurch immer zur gleichen Zeit gemessen und auch vor dem ersten Aufstehen morgens), leider sind solche Geräte relativ teuer.

Sport und gesunde Ernährung

Diese beiden Faktoren haben beim PCO-Syndrom einen mindestens genauso großen Stellenwert wie eine medikamentöse Therapie. Besonders bei einem Kinderwunsch ist ein gesunder Lebensstil unabdingbar, das gilt auch für Frauen ohne PCOS.

In einer Studie wurden 468 Frauen zu ihren Ernährungsgewohnheiten kurz vor der Schwangerschaft befragt, jede dieser Frauen hat mindestens ein Jahr lang oder länger auf das Eintreten einer Schwangerschaft gewartet. 16 % dieser Frauen gaben an, viermal oder öfter in der Woche Fast-Food zu essen. 12 % dieser Frauen gaben an, niemals Obst zu essen. Eine andere Studie aus Neuseeland, Australien, Großbritannien und Irland zeigt zudem, dass sich eine gesunde Lebensweise nicht nur auf das Eintreten einer Schwangerschaft, sondern auch auf einen erfolgreichen Verlauf der Schwangerschaft auswirkt. Hier wurden 5000 Schwangere umfangreich zu ihren Ernährungs- und Lebensgewohnheiten während der Frühschwangerschaft befragt. Die Ergebnisse konnten zeigen, dass eine unkomplizierte Schwangerschaft deutlich häufiger bei Frauen auftrat, die sich gesund ernährten und einen schlanken Körperbau hatten.

Ein gesunder Lebensstil vermindert außerdem die Begleitsymptome des PCO-Syndroms, beispielsweise wird durch eine gesunde Lebensweise der Blutdruck gesenkt (bei Frauen mit PCOS ist er häufig erhöht).

In einer Studie wurde gezeigt, dass eine Senkung des Blutdrucks um 5 mmHg – zum Beispiel von 140/90 mmHg auf 135/90 mmHg – die Wahrscheinlichkeit für eine gesunde Schwangerschaft um **3,1 %** erhöht.

Das mag wenig klingen, jedoch lässt es stark vermuten, dass sich die Wahrscheinlichkeit für eine gesunde Schwangerschaft bei einer Senkung von mehr als 5 mmHg weiter erhöht. Für eine gesunde Frau liegt der ideale Blutdruck nämlich bei 120/80 mmHg – bei einem Blutdruck von 140/90 mmHg ist also noch deutliches Verbesserungspotential vorhanden.

UMGANG MIT VORURTEILEN

Das PCO-Syndrom selbst ist zwar schon länger bekannt, besonders in den Vordergrund ist es jedoch erst seit wenigen Jahren gerückt. Immer mehr Frauen erkranken am PCO-Syndrom beziehungsweise stellen immer mehr Ärztinnen und Ärzte die Diagnose – ein PCO-Syndrom wurde, besonders vor einigen Jahren, nämlich noch selten diagnostiziert.

Schuld daran ist unter anderem das fehlende Interesse in der Forschung für „Frauenkrankheiten", dafür ist besonders die Endometriose ein Paradebeispiel. Durch den geringen Bekanntheitsgrad von Krankheiten, wie PCOS und Endometriose, wissen viele Menschen nicht, dass das nicht nur „Frauenproblemchen" sind, sondern ernstzunehmende Erkrankungen.

Durch fehlendes Wissen bekommen Frauen mit PCOS manchmal viele Unwahrheiten an den Kopf geworfen, angefangen mit „Mach dir nicht so einen Stress, dann klappt es auch mit dem Kinderwunsch" kann es zu sehr übergriffigen Aussagen kommen, zum Beispiel: „Wenn du etwas abnehmen würdest, hättest du auch keine gesundheitlichen Probleme."

Ein zentraler Punkt ist dabei vor allem die Aufklärung, sowohl durch Ärztinnen und Ärzte als auch durch Betroffene selbst. Viele Menschen sind sich ihres „Unwissens" nicht einmal bewusst und verbreiten so Halbwissen – das kann mitunter für Betroffene sehr verletzend sein. Durch Vermittlung von Wissen kann man dabei also einen großen Anteil in der Aufklärungsarbeit selbst leisten.

Auch wenn die Diagnose PCO-Syndrom teilweise ein intimes Thema sein kann, besonders in Bezug auf einen vielleicht unerfüllten Kinderwunsch – haben Sie Mut, offen damit umzugehen, und verstecken Sie sich vor allem nicht hinter Ihrer Diagnose. Ein Mensch besteht aus so vielen Facetten und das ist nur eine davon.

(Selbst-) Heilung aktivieren

MIT ERNÄHRUNG HEILEN

Kohlenhydrate und Zucker

Die allermeisten Lebensmittel lassen sich nicht in Schubladen wie „gut" oder „schlecht" einordnen und sollten immer differenziert betrachtet werden, so verhält es sich auch mit Kohlenhydraten und Zuckern. Um die Lebensmittel, die wir täglich zu uns nehmen und aus denen wir unsere Energie schöpfen möchten, besser zu verstehen, sollten wir uns auch mit den chemischen Grundlagen dieser Nahrungsmittel beschäftigen. Kohlenhydrate sind aus Zuckermolekülen aufgebaut und lassen sich, abhängig von der Anzahl der Zuckermoleküle in ihrem Grundgerüst, kategorisieren.

Zunächst gibt es Einfachzucker, diese sind aus einem Zuckermolekül aufgebaut. Dazu zählen zum Beispiel Glucose und Fructose, die bekanntlich auch süß schmecken. Als Nächstes kommen Zweifachzucker, bestehend aus zwei Zuckermolekülen. Unter diese Kategorie fallen Laktose, also Milchzucker, und Saccharose, der bekannte Haushaltszucker. Auch diese beiden schmecken süß. Zuletzt gibt es die Vielfachzucker, die aus mehr als zwei Zuckermolekülen bestehen. Der bekannteste Vertreter von ihnen ist die Stärke, diese schmeckt nicht mehr süß. Die verschiedenen Zuckerarten haben verschiedene Eigenschaften, zum Beispiel sind sie unterschiedlich schnell für den Körper verwertbar.

Empfohlen ist durch die Deutsche Gesellschaft für Ernährung, die DGE, dass mindestens 50 % der Nahrungsenergie pro Tag aus Kohlenhydraten bestehen soll – der Zuckeranteil dieser Kohlenhydrate sollte aber möglichst klein sein.

Gesunde Kohlenhydratquellen sind zum Beispiel Süßkartoffeln, Haferflocken, Quinoa oder Hülsenfrüchte. Durch ihren zusätzlich hohen Proteinanteil sind Hülsenfrüchte übrigens besonders gesund.

Zucker ist also nicht gleich Zucker. In den Inhaltsstoffen von Lebensmitteln finden sich unzählige Namen für ungesunde Zucker, da ist es manchmal schwer, zu durchschauen, wo nun Zucker enthalten ist und wo nicht. Eine komplett zuckerfreie Ernährung ist sicherlich möglich, empfehlenswert ist sie aber nicht. Unser Körper braucht Zucker und Kohlenhydrate, um zu arbeiten und zu funktionieren. Unser Gehirn benötigt sogar ganze 140 Gramm Zucker pro Tag. Ich möchte Ihnen nur ans Herz legen, bewusst einfach etwas weniger Zucker zu sich zu nehmen. Denn Zucker ist in so einigen Lebensmitteln zu finden, die auch gut ohne auskommen würden, zum Beispiel in Knäckebrot, Brot, Pesto, Fruchtjoghurts, Frischkäse, in diversen Aufstrichen und einigen weiteren Produkten. Trotzdem gibt es genug Alternativen, die keinen Zucker enthalten und sich im Regal schnell finden lassen, wenn man sich die Zeit nimmt. Zuckerfreie Alternativen schmecken keinesfalls weniger gut als die Produkte mit Zucker. Meistens merkt man den Unterschied nicht einmal. Auch sind Produkte ohne Zucker nicht nur bio und teuer, in der Regel tut es auch die Eigenmarke des Supermarktes.

PCOS und Kohlenhydrate und Zucker:

Ein wichtiger Baustein der PCO-Therapie ist die Gewichtsreduktion durch Sport und gesunde Ernährung. Als Daumenregel gilt, dass Abnehmen durch 80 % Ernährung und 20 % Sport erreicht wird. Die Prioritäten sollten also auch dementsprechend gesetzt werden.

Für eine bessere Ernährung beim PCOS sollte auf ausreichende Zufuhr von komplexen Kohlenhydraten geachtet werden. Zur Erinnerung: Kohlenhydrate bestehen aus Zuckern (Einfach-, Zweifach- oder Vielfachzuckern). Als komplexe Kohlenhydrate bezeichnet man solche aus Vielfachzuckern, also zum Beispiel Produkte, in denen Stärke enthalten ist. Dazu zählen unter anderem Mais, Kartoffeln, Süßkartoffeln, Couscous, **brauner** Reis, Grieß, Haferflocken, Bohnen und Linsen. Der Vorteil von Vielfachzuckern ist nämlich, dass sie im Verdauungstrakt in mehreren Schritten gespalten werden müssen – erst dann kann der Körper sie verdauen und verwerten. Einfachzucker oder Zweifachzucker hingegen, zum Beispiel der Haushaltszucker, werden vom Körper direkt in die Blutbahn aufgenommen. Das sorgt zwar für einen kurzen „Energiekick", jedoch hält dieser nicht lange an und lässt den Blutzucker- und Insulinspiegel in die Höhe schießen (da Insulin die Produktion von Androgenen steigert, sollten Blutzuckerspitzen beim PCOS möglichst vermieden werden). Kohlenhydrate aus Vielfachzuckern halten außerdem durch den langen Verdauungsprozess länger satt, so wird auch über den Tag verteilt weniger gegessen und das Abnehmen gefördert.

Wichtig: Bei einem Blick auf die Nährwerttabelle lässt sich schnell feststellen, aus welcher Art von Zucker die Kohlenhydratquelle aufgebaut ist. Unter der Angabe „Kohlenhydrate" wird nämlich noch einmal speziell „davon Zucker" angegeben, das bezieht sich auf die Menge der Einfach- und Zweifachzucker. Je geringer dieser Anteil an der Masse der Kohlenhydrate ist, desto besser. Der Körper benötigt dann nämlich mehr Zeit für die Verdauung, das Lebensmittel hält länger satt und der Blutzuckerspiegel schießt nicht so schnell in die Höhe. Dadurch wird auch weniger Insulin ausgeschüttet.

Proteine

Wenn man heute durch die Gänge der Supermärkte läuft, fällt einem vor allem eines auf: Auf sehr vielen Lebensmittelverpackungen wird mit einem hohen Proteingehalt geworben – Joghurts, Müsli, Riegel und sogar Nudeln. Proteine sind nicht nur wichtig für Menschen, die viele Muskeln aufbauen möchten, sondern sind für jeden Menschen überlebenswichtig. Proteine werden auch Eiweiße genannt und bestehen aus Aminosäuren. Es gibt 21 proteinogene Aminosäuren, also Aminosäuren, die dem Körper dazu dienen, Proteine aus ihnen herzustellen. Aminosäuren können verschiedene Eigenschaften haben. Sie bestehen nämlich immer aus einem festen Grundgerüst, unterscheiden sich jedoch untereinander nur in einem einzigen „Anhängsel". Je nachdem, welche chemischen Eigenschaften dieses Anhängsel hat, kann auch die Aminosäure sauer oder basisch und wasserlöslich oder wasserunlöslich reagieren. Mehrere Aminosäuren verknüpfen sich unter der Abgabe von etwas Wasser zu einem Protein. Die Aufgaben von Proteinen im Körper sind vielfältig. Sie dienen dem Zellwachstum, beschleunigen körpereigene Prozesse und Reaktionen, speichern Sauerstoff und vieles mehr. Ein wichtiger Begriff bei Proteinen ist die biologische Wertigkeit. Wie bereits erwähnt, bestehen Proteine aus mehreren Aminosäuren, die sich verknüpfen. Je mehr die Zusammensetzung aus Aminosäuren eines Proteins dem Bedarf an Aminosäuren des Körpers ähnelt, desto höher ist die biologische Wertigkeit dieses

Proteins. Somit beschreibt die biologische Wertigkeit, wie gut sich ein aufgenommenes Protein in ein körpereigenes Protein umwandeln lässt. Proteine bestehen teilweise aus Stickstoff und sind für den Menschen die wichtigste Stickstoffquelle. Deswegen kann man die biologische Wertigkeit eines Proteins anhand der Aufnahme und Abgabe von Stickstoff berechnen. Das Protein aus Hühnereiern besitzt zum Beispiel eine biologische Wertigkeit von 100. Danach folgen zum Beispiel Thunfisch mit 92, Kuhmilch mit 82 und Geflügel mit 80. Die biologische Wertigkeit sagt allerdings nichts über den Gehalt von Vitaminen oder anderen Mineralstoffen aus und ist deshalb eher eine Orientierungshilfe und kein Maß dafür, wie gesund ein Lebensmittel ist. Symptome eines Proteinmangels sind zum Beispiel Müdigkeit und Abgeschlagenheit, Haarausfall, trockene Haut und brüchige Nägel. Proteine sind nicht nur in Fleisch versteckt, viele Nüsse und Hülsenfrüchte enthalten sogar sehr viele Proteine. Dazu zählen zum Beispiel Erdnüsse, Bohnen, Kichererbsen und Linsen. Mit bewusster Ernährung ist es eigentlich sehr einfach, den täglichen Proteinbedarf zu decken, auch bei einer vegetarischen oder veganen Ernährung.

Der Tagesbedarf an Proteinen liegt bei erwachsenen Menschen in etwa bei einem Gramm Protein pro Kilogramm Körpergewicht. Bei Menschen, die viel Sport machen und Muskeln aufbauen möchten, rät man sogar zu 1,5 Gramm pro Kilogramm Körpergewicht. So können Sie sich ganz einfach ausrechnen, wie viele Proteine Sie am Tag benötigen (80 Kilogramm Körpergewicht = 80 Gramm Proteine täglich).

PCOS und Proteine

Proteine werden, wie komplexe Kohlenhydrate auch, langsam verdaut, halten länger satt und haben einen eher schwachen Effekt auf den Blutzuckerspiegel. Dadurch helfen auch sie dabei, weniger zu essen und den Blutzucker-, Insulin- und Androgenspiegel gering zu halten. Weil Proteine und komplexe Kohlenhydrate lange sättigen, beugen sie übrigens auch Heißhunger vor. Beim Heißhunger ist der Körper nicht ausreichend gesättigt und verlangt schnell nach einer Energiequelle, das ist dann meistens industrieller Zucker in Form von Süßigkeiten. Ist der Heißhunger dann doch mal da, kann eine gesunde Proteinquelle helfen, zum Beispiel Nüsse oder ein Eiweißriegel. Trotzdem ist es natürlich auch mal erlaubt, bei Heißhunger Süßigkeiten zu essen. Eine Ernährungsumstellung sollte Spaß machen, ansonsten fällt es schwer, dranzubleiben. Verbote oder Ähnliches sollten Sie sich bei einer Ernährungsumstellung möglichst nicht setzen.

Fette

Obwohl sie einen schlechten Ruf haben, sind Fette grundsätzlich nichts Schlechtes, was Sie anhand der Unterscheidungen erkennen werden.

Fette bestehen aus Fettsäuren. Chemisch gesehen lassen sich Fette vor allem durch ihre schlechte Wasserlöslichkeit von anderen Makromolekülen, wie Proteinen und Kohlenhydraten, abgrenzen.

Unterscheidung: Apolare und amphiphile Lipide

Es gibt *apolare* Lipide, welche sich gar nicht oder nur sehr schlecht in Wasser lösen, und es gibt *amphiphile* Lipide. Diese bestehen aus einem wasserlöslichen Teil und einem anderen wasserunlöslichen Teil, somit sind sie ein wenig wasserlöslich. Die Lipide, die wir durch unsere Nahrung aufnehmen, sind in der Regel apolar, lassen sich also nicht in Wasser auflösen. Wegen ihrer Apolarität und ihrer Größe können sie nicht von den Zellen in unserer Darmschleimhaut aufgenommen werden. Deswegen müssen sie bei der Verdauung von den sogenannten Lipasen, das sind Enzyme, gespalten werden und werden anschließend in wasserlösliche Strukturen verpackt – so können sie nun aufgenommen und verstoffwechselt werden.

Unterscheidung: gesättigt, einfach ungesättigt, mehrfach ungesättigt

Auch die Fettsäuren, aus denen alle Fette bestehen, lassen sich kategorisieren. Es gibt *gesättigte, einfach ungesättigte* und *mehrfach ungesättigte* Fettsäuren.

- Gesättigte Fettsäuren bestehen nur aus Einfachbindungen zwischen den Kohlenstoffatomen, sie können von unserem Körper selbst hergestellt werden und kommen zum Beispiel in Butter und Palmöl vor. Häufig werden sie als „schlecht" bezeichnet, das stimmt jedoch nur teilweise. Zwar sorgen gesättigte Fettsäuren bei übermäßigem Konsum für eine Erhöhung des Cholesterinspiegels und steigern so auch das Risiko für Herz-Kreislauf-Erkrankungen, jedoch dienen sie dem Nervensystem ebenfalls als Botenstoffe. Hier gilt es also, ein gesundes Maß zu finden.
- Einfach ungesättigte Fettsäuren weisen eine Doppelbindung zwischen den Kohlenstoffatomen auf, sie sind unter anderem in Olivenöl zu finden. Diese Fette wirken sich positiv auf den Cholesterinspiegel aus und können ihn sogar senken, außerdem helfen sie dem Körper dabei, fettlösliche Vitamine aufzunehmen.

- Zuletzt gibt es die mehrfach ungesättigten Fettsäuren, die zwei oder mehr Doppelbindungen aufweisen. Besonders wichtige Vertreter dieser Gruppe sind Omega-6- und Omega-3-Fettsäuren, diese Bezeichnungen geben die Position der letzten Doppelbindung im Molekül an. Fette dieser Art sind sehr gesund. Sie wirken zum Beispiel entzündungshemmend (Stichwort: PCOS durch stille Entzündungen) und senken den Blutdruck, bei Frauen mit PCOS ist dieser häufig erhöht.

Omega-3- und Omega-6-Fettsäuren senken erwiesenermaßen das Risiko für Erkrankungen des Herz-Kreislauf-Systems, wie Herzinfarkte und die koronare Herzkrankheit. Sie sind essenziell, was bedeutet, dass unser Körper sie nicht selbst herstellen kann und wir sie deswegen mit der Nahrung aufnehmen müssen. Idealerweise sollten Omega-6 und Omega-3 im Verhältnis 5 zu 1 zu sich genommen werden, die meisten Menschen nehmen jedoch deutlich mehr Omega-6 zu sich. Daher ist es sinnvoll, vermehrt auf die Aufnahme von Omega-3 zu achten. Besonders reich an Omega-3 sind Leinöl und Leinsamen, Walnüsse und fettige Fische, zum Beispiel Lachs und Hering. Gesünder ist es aber, sein Omega-3 aus pflanzlichen Quellen zu beziehen, da diese mehr ungesättigte Fettsäuren enthalten und die tierischen in der Regel mehr gesättigte Fettsäuren. Mehr zu den Auswirkungen von Omega-3 und Omega-6 auf das PCO-Syndrom finden Sie in einem späteren Kapitel.

Unterscheidung: cis- und trans-

Fettsäuren kann man außerdem noch in die *cis-* und *trans-*Form einteilen. Transfettsäuren sind schädlich für den Körper, sie begünstigen erwiesenermaßen zum Beispiel eine koronare Herzkrankheit und Fettstoffwechselstörungen. Das bekannteste Beispiel für die Entstehung von Transfettsäuren ist die Hydrierung von Fetten, das wird vor allem bei der Herstellung von Margarine genutzt. Vermutet wird auch, dass Transfette beim mehrmaligen Aufwärmen von Ölen entstehen, deswegen sollte Frittierfett niemals mehrmals verwendet werden.

Cholesterin beim PCOS:

Cholesterin (auch „Cholesterol") ist ein Fett und kann über die Nahrung aufgenommen werden oder vom Körper selbst hergestellt werden. Es ist zum einen ein wichtiger Bestandteil der Zellmembranen im menschlichen Körper, zum anderen dient es als Grundgerüst vieler wichtiger Stoffe (Androgene, Östrogene, Progesterone und Vitamine). Grob gesagt kann man es in LDL-

Cholesterin („low-density-lipoprotein“ = Lipoprotein mit niedriger Dichte) und HDL-Cholesterin („high-density-lipoprotein“ = Lipoprotein mit hoher Dichte) einteilen. Wichtig ist, dass das Verhältnis der beiden im Blut stimmt. Ist die Konzentration des LDL-Cholesterins zu hoch, kann das zu Ablagerungen in den Gefäßen führen und so das Risiko für Herz-Kreislauf-Erkrankungen erhöhen. Daher wird es häufig als das „schlechte“ Cholesterin bezeichnet. Das HDL-Cholesterin ist quasi sein Gegenspieler, denn es transportiert abgelagertes Cholesterin aus den Gefäßen ab und fördert so die Gesundheit der Gefäße. In einer Studie wurde nachgewiesen, dass Frauen mit PCOS, im Vergleich zu gesunden Frauen, häufiger erhöhte LDL-Werte und erniedrigte HDL-Werte aufweisen. Dieses Ungleichgewicht ist bei übergewichtigen Frauen mit PCOS besonders stark ausgeprägt. Bereits 30 Minuten joggen oder Fahrrad fahren täglich kann das HDL-Cholesterin im Blut um bis zu zehn Prozent steigern. Auch mehrfach ungesättigte Fettsäuren, zum Beispiel Omega-3 und Omega-6, wirken sich positiv auf den HDL-Spiegel aus.

PCOS und Fette

Die Aufnahme von gesättigten Fettsäuren sollte bei Frauen mit PCOS vermindert werden, da diese Fette die Symptome eines PCOS verstärken können, zum Beispiel den erhöhten Blutdruck. Besonders viele Fette dieser Art finden sich in Wurst, Fleisch, Käse, Süßigkeiten und Fertigprodukten.

Einfach und mehrfach ungesättigte Fettsäuren dürfen hingegen gerne verzehrt werden, da sie erwiesenermaßen gesundheitsfördernd wirken. Solche Fette sind vor allem in pflanzlichen Ölen oder Samen vorhanden, zum Beispiel in Walnüssen, Cashews, Haselnüssen, Mandeln und Lein. Aber auch in fettigen Fischarten (Hering, Makrele, Lachs), Avocado (-Öl) und Oliven (-Öl) lassen sich gesunde Fette finden.

Das richtige Maß finden

Nun haben Sie ein tiefergehendes Wissen über die drei wichtigsten Makromoleküle erlangt. Es ist nicht nur wichtig, Kohlenhydrate, Fette und Proteine in gesunder Form zu sich zu nehmen, sondern sie auch richtig zu ‚verteilen'.

Wie viele Kalorien ein Mensch am Tag zu sich nehmen sollte, ist abhängig von Geschlecht, Alter, Aktivität, Größe, Gewicht und weiteren Faktoren. Das lässt sich auf diversen Internetseiten ausrechnen. Als groben Richtwert kann man allerdings etwa 2000 kcal pro Tag nehmen.

Diese 2000 kcal sollten aus einer bestimmten Menge an Kohlenhydraten, Proteinen und Fetten bestehen. Auch hier kommt es wieder auf Faktoren wie Geschlecht und Aktivität an, wir nehmen jedoch erneut den groben Richtwert zur Veranschaulichung.

Dieser geht pro Tag aus von ca.

- 265 Gramm an Kohlenhydraten,
- 65 Gramm Fett und
- 75 Gramm Eiweißen.

Die meisten Menschen nehmen viel zu wenige Proteine zu sich, dafür aber viel Fett und vor allem viele schnell verdauliche Kohlenhydrate. Dadurch kommt das Hungergefühl nach der Mahlzeit deutlich schneller wieder und wir nehmen am Ende des Tages mehr (ungesunde) Kalorien zu uns, als es gut wäre. Es gibt viele Apps, mit denen Sie Ihr Kalorienziel und die Grammzahl der Makromoleküle pro Tag individuell anhand Größe, Gewicht etc. ermitteln können. In die App können Sie dann eintragen, was Sie über den Tag verteilt gegessen haben. Das geht manuell, indem Sie sich die Nährwerttabelle auf der Rückseite des Lebensmittels anschauen, aber auch ganz einfach mit einem Barcodescanner per Handykamera.

Es ist natürlich nicht schlimm, nicht auf die genauen Werte zu kommen. Diese Werte dienen der Orientierung und dürfen auch mal über- oder unterschritten werden. Wenn Sie einfach versuchen, sich daran ungefähr zu halten, ist das schon ein großer Schritt in die richtige Richtung. Sich mal etwas öfter die Nährwerttabelle der Lebensmittel anzuschauen, die Sie oft kaufen und essen, wird Ihnen mit der Zeit auch ein Gefühl dafür geben, wie viel Mehrwert Ihnen ein Lebensmittel bringt.

Mikronährstoffe sind essenziell

Die Nährstoffe, die wir dem Körper zuführen, lassen sich in Makronährstoffe und Mikronährstoffe einteilen. Die Aufgabe von Makronährstoffen ist die Energiezufuhr, zu dieser Gruppe zählen Kohlenhydrate, Fette und Proteine, welche Sie nun bereits kennen. Aber auch Mikronährstoffe dürfen keinesfalls unterschätzt werden. Aus diesen kann der Körper zwar keine Energie gewinnen, sie sind jedoch mindestens genauso wichtig. Zu den Mikronährstoffen zählen Vitamine, die Sie ebenfalls bereits kennen, und Mineralstoffe. Mineralstoffe werden unterteilt in Mengenelemente und Spurenelemente. Mengenelemente haben dem Namen nach einfach eine höhere Konzentration im Körper als Spurenelemente, nämlich über 50 mg pro Kilogramm Körpergewicht.

Mineralstoffe

Mengenelemente

Zu den Mengenelementen zählen Elektrolyte, das sind Salze, die elektrischen Strom leiten können, zum Beispiel

- Kalium,
- Natrium,
- Magnesium und
- Calcium.

Elektrolyte haben im menschlichen Körper verschiedene Funktionen, hauptsächlich jedoch der Transport von Nährstoffen und die Aufrechterhaltung der Nervenfunktion. Unsere Nerven und die Reizweiterleitung funktionieren nämlich durch elektrischen Strom. Dieser entsteht, weil in der Zelle und außerhalb der Zelle geladene Mineralstoffe (hauptsächlich Natrium, Kalium und Calcium) vorliegen, welche eine Spannung durch die Differenz ihrer Ladung erzeugen. Hierbei handelt es sich jedoch nur um sehr geringe Mengen an elektrischem Strom, nämlich etwa 0,2 Volt. Zum Vergleich: eine Haushaltssteckdose läuft bei einer Spannung von etwa 230 Volt.

Aufgenommen werden Elektrolyte vor allem durch das Trinken von Wasser. Durch den Urin oder durch Schwitzen beim Sport werden sie dann wieder abgegeben.

Spurenelemente

Spurenelemente benötigt der Körper nur in geringen Mengen. Zu den Spurenelementen zählt man zum Beispiel

- Iod,
- Kupfer,
- Selen,
- Mangan und
- Zink.

Auch Eisen wird durch seine Wirkungsweise zu den Spurenelementen gezählt. Rein von der Konzentration im menschlichen Körper (60 mg pro Kilogramm Körpergewicht) gehört es jedoch strenggenommen nicht dazu. Auch wenn der Körper nur geringe Mengen dieser Stoffe benötigt, kann ein Mangel gefährlich sein.

PCOS und Mikronährstoffe

Die Auswirkungen bestimmter Spurenelemente auf das PCO-Syndrom kennen Sie bereits oder Sie können diese im Kapitel ‚Nähstoffarme Böden' nachlesen. Aber auch Mengenelemente, besonders das Natrium, können einen Einfluss auf die Symptome haben.

Natrium kommt im Körper in hohen Mengen vor und wird hauptsächlich über die Nahrung aufgenommen. Das Mengenelement ist in so gut wie jedem Lebensmittel vorhanden, in besonders hohen Mengen zum Beispiel in Form von Kochsalz (Natriumchlorid, „NaCl"). Die Funktionen von Natrium sind zum Beispiel die Übertragung von Nervenreizen und die Regulation des Blutdruckes. So *erhöht* eine *hohe Zufuhr* von Kochsalz das Risiko für Herz-Kreislauf-Erkrankungen und Bluthochdruck.

Die Deutsche Gesellschaft für Ernährung (DGE) empfiehlt, dass täglich nicht mehr als 6 Gramm Kochsalz aufgenommen werden sollten. Bei einem bereits bestehenden Bluthochdruck sollte die tägliche Menge sogar unter 5 Gramm liegen.

Da Frauen mit PCOS häufig einen erhöhten Blutdruck haben, sollte unbedingt auf eine geringe Salzzufuhr geachtet werden. Besonders Käse und Fertigprodukte enthalten häufig sehr hohe Salzmengen, viele Fertigpizzen aus der Tiefkühlabteilung decken bereits mit einer Pizza den gesamten Tagesbedarf an Salz.

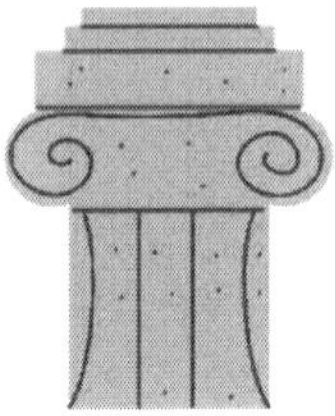

MIT ENTSPANNUNG & SEELISCHER GESUNDHEIT HEILEN

Scannen Sie die QR-Codes oder geben Sie die Links in Ihren Browser ein, um zu den verschiedenen Audioguides für mehr Wohlempfinden und Entspannung zu gelangen:

http://bit.ly/3Rd9YgN
Erdung für mehr Stabilität

https://bit.ly/3JoBXrO
Atemübung

http://bit.ly/3jiklTV
Immunsystem und Abwehrkräfte visualisieren

http://bit.ly/40pkQfR
Entspannt in den Tag starten

http://bit.ly/3HGbHrS
Körperwahrnehmung und Selbstliebe

http://bit.ly/3wFlIPE
Für inneren Frieden und Ausgeglichenheit

MIT SPORT HEILEN

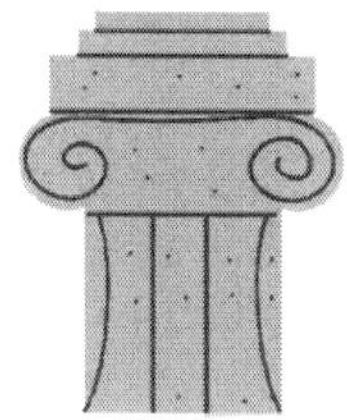

Eine Umstellung der Lebensweise mit ausreichend Sport ist eine der wichtigsten Grundlagen der Behandlung eines PCO-Syndroms. Grundsätzlich ist es wichtig, zu wissen, dass jede Art von Sport und Bewegung viel besser ist als gar keine. Trotzdem wirken sich bestimmte Arten von Bewegung besonders positiv auf ein PCO-Syndrom aus. Wie bereits erwähnt, hilft Sport gleich an zwei „Baustellen" des PCOS.

Einerseits sorgt eine **Gewichtsreduktion** für eine deutliche Verbesserung der Symptome, das tritt bereits auf, wenn nur 5 % des Körpergewichtes reduziert wurden. Andererseits wirken sich Sport und Bewegung auch positiv auf die **Insulinresistenz** aus. Das passiert, weil Muskeln durch Bewegung den Stoff Interleukin-6 absondern. Dieser macht den Körper sensibler gegenüber Insulin, sodass weniger Insulin (und männliche Hormone) produziert werden. Besonders Ausdauertraining hat sich bei der Bekämpfung des PCOS bewährt. In einer Studie aus Brasilien wurde über 16 Wochen untersucht, welche Art von Ausdauertraining am effektivsten wirkt. Dafür wurden drei Gruppen von Frauen mit PCO-Syndrom gebildet. Die eine Gruppe hat während der Studienzeit überhaupt nicht trainiert. Die zweite Gruppe hat ein sogenanntes „intermittierendes Training" durchgeführt, dabei handelt es sich um eine Form des Trainings, in der die Stärke der Belastung in Intervallen wechselt. Zwischen den Phasen der höchsten Belastung gibt es dann kurze Pausen. Die dritte Gruppe übte ein moderates Training aus, die Belastung war also nur so hoch, dass der Puls nicht übermäßig erhöht war. Nach den 16 Wochen wurden die Blutwerte der Frauen untersucht, bei den zwei Gruppen, die Sport getrieben hatten, war der Testosteronspiegel deutlich gesenkt. Einige dieser Frauen gaben ebenfalls an, dass sich Angstgefühle und Depressionen bei ihnen reduziert hatten. Frauen der beiden Gruppen, die vorher unter einer verminderten Libido gelitten hatten, gaben zusätzlich an, dass sich ihr Sexualverhalten positiv verändert hat. Der letzte Effekt war vor allem bei der Gruppe mit dem intermittierenden Training stark ausgeprägt. Aktuell wird darüber gestritten, welche Sportart oder welche Art des Trainings sich am besten auf ein PCOS auswirkt. Die Unterschiede sind nach aktueller Meinung jedoch nur minimal. So lässt sich definitiv sagen, dass jede Art von Sport eine stark gesundheitsfördernde Wirkung hat. Suchen Sie sich einen Sport, der Ihnen Spaß macht. So ist es am einfachsten, am Ball zu bleiben! Fällt es trotzdem schwer, dranzubleiben, sollten Sie sich einmal überlegen, wo genau Ihre persönliche Hürde liegt und weswegen Sie keinen Sport machen.

Mögliche Hürden

- **Keine Lust auf Bewegung**: Das „Schlimmste" am Sportmachen ist der Start. Sicherlich haben Sie schon einmal bemerkt, wie gut sich der Körper nach einer Sporteinheit anfühlt. Das liegt daran, dass der Körper nach Bewegung und Sport Glückshormone (Dopamin, Serotonin und Endorphin) ausschüttet. Dazu kommt die Freude, etwas geschafft zu haben. Wenn Sie überhaupt keinen Antrieb verspüren, Sport zu machen, beginnen Sie mit fünf Minuten (dazu kann man sich in der Regel auch bei starker Unlust motivieren). Haben Sie nach den fünf Minuten immer noch keine Lust, dann können Sie aufhören. Wenn doch, hängen Sie einfach ein wenig Zeit hintendran.

- **Fehlendes Know-how**: Besonders im Fitnessstudio kann es einem so vorkommen, als wäre man der einzige Mensch, der keine Ahnung hat, was zu tun ist. Wenn Sie sich zu Anfang unwohl fühlen, probieren Sie es mit einer Freundin, das motiviert zusätzlich. Viele Fitnessstudios bieten auch Kurse an (häufig auch speziell nur für Frauen), dort macht eine Trainerin oder ein Trainer die Übung vor und gibt Tipps, wenn es noch nicht ganz rundläuft. Auch zu Hause gibt es die Möglichkeit, durch Videos (kostenlos zum Beispiel auf YouTube) mehr Sport zu machen.

- **Zu wenig Zeit**: Manchmal ist der Tagesplan so vollgepackt, dass es für eine halbe Stunde Sport keine Zeit gibt. Sinnvoller ist es deswegen, nicht den Tag, sondern direkt die Woche zu planen. So bleiben in der Regel mehr Ausweichmöglichkeiten, falls ein Termin mit dem Sport kollidieren sollte. Außerdem ist es so einfacher, Lücken in der Zeitplanung zu finden.

- **Keine Hürde, sondern ein Tipp**: Eine große Motivation, um mehr Sport zu machen, ist schöne Sportkleidung. Hängt ein schönes Sportset bereits im Schrank, ist die Vorfreude gleich viel größer.

Nicht jede Frau mit PCOS hat ein Übergewicht. Frauen mit „normalem" BMI profitieren zwar auch von den Auswirkungen des Sports, sie sollten es allerdings nicht übertreiben. Zwei- bis dreimal moderater Sport in der Woche sollte ausreichen, denn in diesem Fall ist eine Gewichtsreduktion nicht das Ziel. Wird Sport zu extrem ausgeführt, kann das dem Körper sogar schaden, denn es setzt ihn unter Stress – insbesondere, wenn die Kalorienzufuhr nicht ausreichend ist.

Manchmal ist es schwierig, Sport in den Alltag einzubauen. Wichtig sind deswegen Routinen, denn sie helfen dabei, sich Ziele vor Augen zu halten und sie zu erfüllen. Ist die Zeit besonders knapp, reicht auch eine kurze Sporteinheit, um die Gesundheit zu fördern. Dazu sollten feste Wochentage und Angewohnheiten festgelegt werden, so findet der Sport auch in der Wochenplanung einen Platz. Ein Beispiel dafür wäre: „Dienstags und donnerstags werde ich am Nachmittag eine halbe Stunde Sport machen. Außerdem nehme ich mir vor, mich mindestens einmal am Tag zusätzlich zu bewegen."

Möglichkeiten der zusätzlichen Bewegung im Alltag

- Die Treppe nehmen und nicht den Aufzug
- Kurze Strecken (zum Supermarkt, zur Post, zur Arbeit etc.) nicht mit dem Auto, sondern zu Fuß
- 10 Minuten spazieren gehen nach einer Mahlzeit
- Ein kleiner Spaziergang während der Mittagspause
- Ein höhenverstellbarer Schreibtisch zum Stehen oder Laufen mithilfe eines Walkingpads (eine Art kleines Laufband)
- Eine Haltestelle früher aussteigen

Beispiel-Übungen: Krafttraining / Zirkeltraining

Mit einem Zirkeltraining kann man schnell und effektiv den ganzen Körper trainieren. Dabei kann es sich um Kraftübungen, aber auch Stabilisations-, Ausdauer- oder Sprungkraftübungen handeln. Es werden nacheinander verschiedene Übungen absolviert, die typischerweise in einem Kreis aufgebaut sind, daher kommt auch der Name des Zirkeltrainings. Die dynamischen Übungen trainieren viele verschiedene Muskelgruppen, wirken vor allem im Bauchbereich krampflösend und erhöhen gleichzeitig die Pulsfrequenz, sodass gleichzeitig die Fettverbrennung angeregt wird. Die Übungen eines Zirkeltrainings werden in der Regel schnell hintereinander abgearbeitet, mit lediglich kurzen Pausen dazwischen, achten Sie jedoch auf Ihr Körpergefühl und hören Sie auf, wenn Sie nicht mehr können – probieren Sie erst einmal eine Übung pro Tag aus und steigern Sie sich mit der Zeit, sodass die Motivation erhalten bleibt. 😊 Viel Spaß!

Übung 1: Bauch

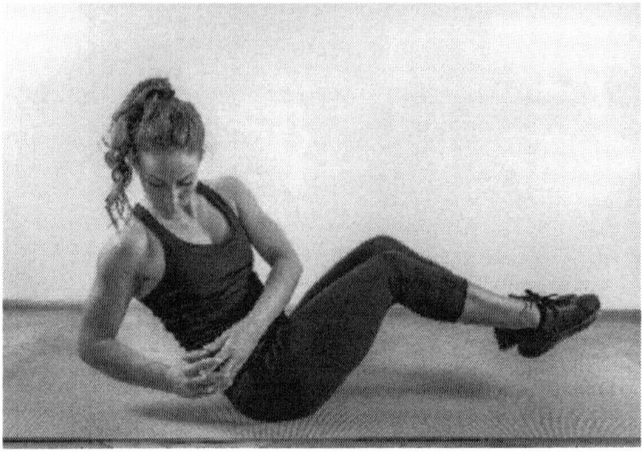

Setzen Sie sich aufrecht auf den Boden. Heben Sie nun die Beine angewinkelt in die Luft, sodass nur noch Ihr Gesäß den Boden berührt. Falten Sie die Hände mit leicht angewinkelten Armen vor dem Oberkörper zusammen. Führen Sie nun die Hände abwechselnd rechts und links an den Beinen vorbei, der Winkel der Arme wird dabei nicht verändert, sodass Sie den Oberkörper auf- und absenken müssen, wie bei Sit-ups. Durch die seitliche Bewegung werden zusätzlich die seitlichen Bauchmuskeln mittrainiert.

Übung 2: Arme

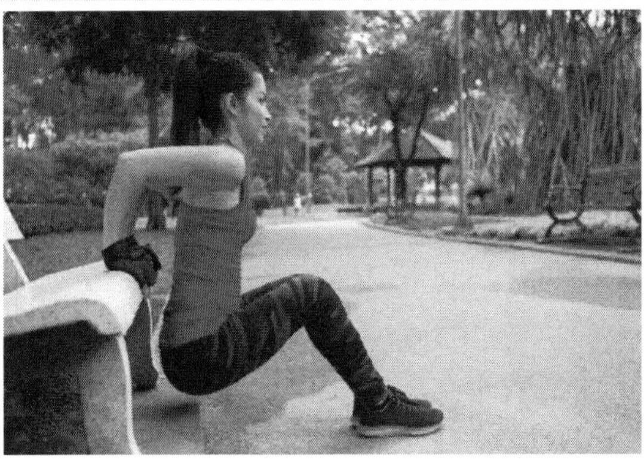

Setzen Sie sich rückwärts vor einen niedrigen Schrank. Stützen Sie sich mit den Händen auf dem Schrank ab und heben Sie Ihren Körper in die Luft. Nur die Fersen sollten jetzt noch den Boden berühren. Bewegen Sie nun Ihren Körper auf und ab, indem Sie die Arme anwinkeln und Ihren Körper dann wieder nach oben drücken. Senken Sie Ihren Oberkörper so weit ab, bis die Oberarme parallel zum Boden sind.

Übung 3: Beine

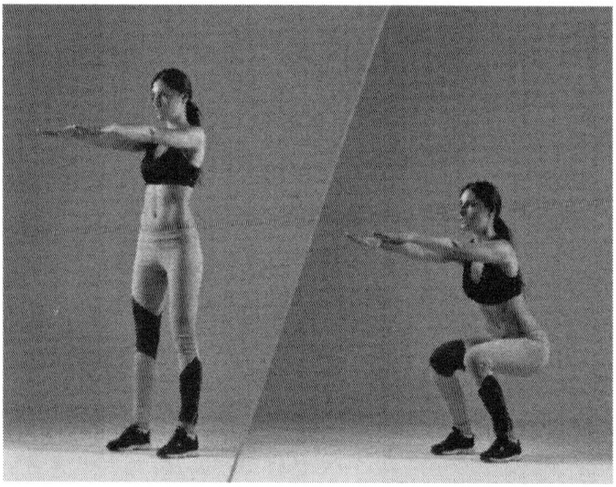

Stellen Sie sich aufrecht hin, die Füße schulterbreit auseinander. Die Arme winkeln Sie am Körper an und halten diese angespannt. Spannen Sie die Bauchmuskeln an und gehen Sie nun langsam nach unten in die Hocke. Versuchen Sie zunächst, nicht zu weit nach unten zu gehen, die Knie sollten in etwa einen rechten Winkel bilden. Drücken Sie sich nun wieder nach oben.

Übung 4: Ganzer Körper

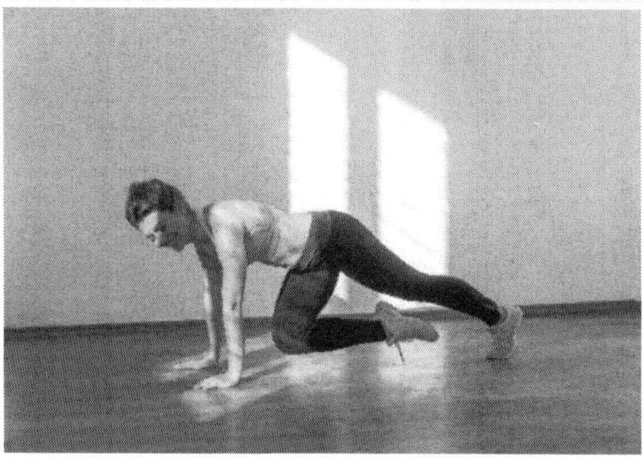

Begeben Sie sich in die Liegestütz-Position. Die Hände stützen dabei das Körpergewicht unterhalb der Schultern. Heben Sie nun das rechte Bein vom Boden und ziehen Sie das Knie an den Körper heran. Achten Sie darauf, dass Ihre Hüfte dabei gerade bleibt und nicht abknickt. Stellen Sie das Bein wieder ab und wiederholen Sie das Gleiche mit dem linken Bein.

Beispiel-Übungen: Stabilisation

Stabilitätstraining fördert nicht nur eine stabile Körpermitte, sondern es hat auch einen positiven Effekt auf die Körperspannung und die Balance. Besonders werden allerdings Bauch-, Rücken-, Schulter-, Gesäß-, Oberschenkel- und die Hüftmuskulatur gestärkt. Zudem tragen die Übungen dazu bei, die Wirbelsäule zu entlasten, und wirken folglich präventiv gegen Rückenschmerzen – das perfekte Gegenmittel gegen Endoschmerzen!

Table Top:

Begeben Sie sich in den Vierfüßler-Stand. Nun heben Sie einen Arm und das

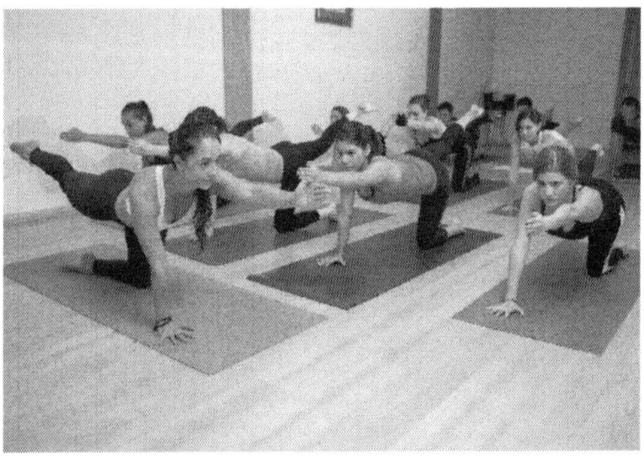

entgegengesetzte Bein dazu an. Beide sollen sich waagerecht zum Boden befinden und eine Linie mit dem Körper bilden. Achten Sie darauf, dass die Hüfte nicht abknickt. Halten Sie die Übung für 20 Sekunden und wechseln Sie dann das Bein und den Arm.

Seitlicher Unterarmstütz:

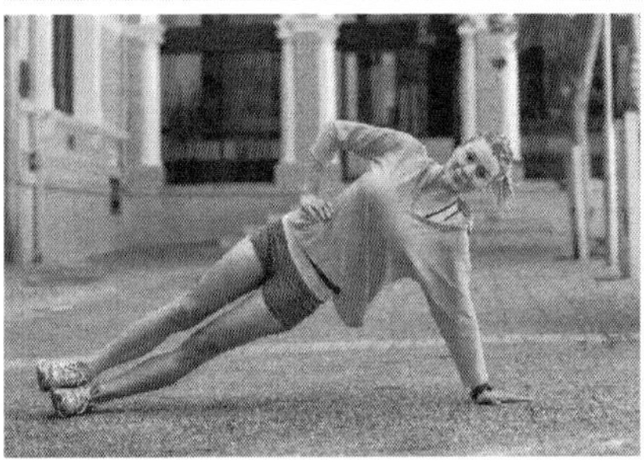

Legen Sie sich seitlich auf die Matte. Stützen Sie nun Ihren Unterarm auf der Matte auf und drücken Sie die Hüfte vom Boden hoch. Lediglich der Unterarm und die Außenseite des Fußes berühren jetzt noch die Matte. Achten Sie darauf, dass Ihr Körper eine Linie bildet und Sie nicht durchhängen. Halten Sie die Übung für 20 Sekunden und wechseln Sie dann die Seite. Fortgeschrittene stützen sich auf ihre Hand.

YOGA – DIE GESUNDHEITLICHE TRUMPFKARTE AUS DER INDISCHEN TRADITION

Yoga ist in den letzten Jahren zum weltweiten Gesundheitstrend schlechthin avanciert, und das aus gutem Grund: Im Gegensatz zu anderen – meist kurzlebigen – Hypes handelt es sich bei Yoga um eine jahrtausendelang bewährte alte Praxis, deren Effekte mittlerweile auch wissenschaftlich gut erforscht sind.

Dazu gehören:

- Stressreduktion und damit Verringerung des dauerhaften Entzündungsrisikos,
- Senkung des Blutdrucks,
- positive Wirkung auf das Nervensystem sowie
- psychologische Effekte, z. B. bei Ängsten, Depressionserkrankungen oder auch chronischen Schmerzen.

Und natürlich trainiert es Muskeln, Sehnen, Gelenke, Bänder und Faszien. Die werden gedehnt, flexibel gemacht, entspannt und gekräftigt, je nach praktizierter Form und Übungsauswahl. Dazu kann Yoga quasi jederzeit und überall praktiziert werden, Sie brauchen dazu nichts weiter als eine bequeme Unterlage und das Beste: Yoga kann wirklich jeder machen.

Hier ist besonders festzuhalten, dass es sich bei Yoga nicht einfach um „Sport" handelt, sondern vielmehr spielt der Aspekt der seelischen Ausgeglichenheit eine ebenso wichtige Rolle. Je nach Yoga-Art – ruhiges Hatha-Yoga, sportliches Vinyasa oder stilles Yin – stehen hierbei unterschiedliche Dinge besonders im Fokus, was die Bewegungsform so massentauglich macht.

Vorbereitung:
Bereiten Sie für Ihre Übungen eine passende Unterlage vor, etwa eine Yogamatte oder einen Teppich, ziehen Sie sich bequeme Kleidung an, sorgen Sie für eine angenehme Raumtemperatur und dann kann es auch schon losgehen.

Beispiel-Übungen: Yoga

Für die Steigerung des allgemeinen Wohlbefindens und der Gesundheit ist es ratsam, regelmäßige Dehnübungen auszuführen. Dafür eignen sich ganz besonders die Körperhaltungen des Yoga, vor allem die Yoga-Art „**Yin-Yoga**" ist darauf ausgelegt, stagnierende Energien, die für Schmerz und Steifheit sorgen, durch eine tiefe, lang anhaltende Dehnung freizusetzen. Diese Techniken sollen mithilfe von Ruhe und Entspannung den Yang-dominierenden Lebensstil ausgleichen. Zudem setzen sie Energie frei, indem sie das Qi wieder zum Fließen anregen. Yoga besitzt intuitiv einige Qualitäten, die auch das Meridian-Stretching verfolgt. Wie der Name bereits verrät, sollen Energieblockaden durch Flexibilität gelöst werden, indem bestimmte Dehnübungen ausgeführt werden. Je nach gedehntem Körperbereich werden mit der Muskulatur auch die betreffenden Meridiane bewegt, sie werden beispielsweise ausgestreckt, zusammengedrückt, in die Länge gezogen oder geöffnet, sodass sich das Dehnen auf den ganzen Körper, innen wie außen, positiv auswirkt.

Asana: Drache

Der Drache ist eine klassische Haltung des Yin Yogas, die normalerweise für etwa drei bis fünf Minuten lang gehalten wird.

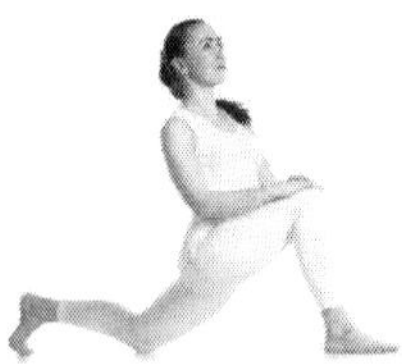

Durchführung:

Dafür kommen Sie zu Beginn der Übung in einen Vierfüßlerstand und positionieren einen beliebigen Fuß vorne zwischen Ihren beiden Händen. Ihr hinteres Knie heben Sie nun etwas an, bringen es ein kleines Stück weiter nach hinten und legen anschließend Ihren Fußspann bequem auf dem Boden ab. Legen Sie Ihre Hände auf Ihren Knien ab und richten Sie sich auf. Ihr Becken fließt dabei so weit nach vorne und unten, bis Sie in der vorderen Seite Ihres hinteren Oberschenkels eine leichte Stimulation spüren können. Anschließend können Sie sich über den Druck Ihrer Hände langsam aufrichten und Ihren Fokus auf Ihren Hüftbeuger richten. In dieser Haltung verweilen Sie nun für etwa drei Minuten. Versuchen Sie dabei, mit jedem Atemzug weiter in diese entspannte Haltung zu sinken. Zum Schluss bringen Sie Ihre Hände langsam zum Boden sowie Ihren vorderen Fuß wieder in die Ausgangsposition. Wenn Sie so weit sind, wechseln Sie die Seite.

Asana: Sphinx

Das Sphinx-Asana dehnt die gesamte vordere Seite des Körpers und kräftigt sowohl Rücken als auch Po.

Durchführung:

Kommen Sie zu Beginn der Übung in Bauchlage und positionieren Sie Ihre Ellbogen unterhalb Ihrer Schultern. Ihre Unterarme sind dabei auf dem Boden nach vorne ausgerichtet. Schließen Sie Ihre Beine und schieben Sie Ihr Schambein in den Boden. Anschließend richten Sie Ihren Oberkörper mit der nächsten Einatmung langsam und kontrolliert auf und halten diese Position für einige Atemzüge. Mit dem nächsten Ausatmen legen Sie Ihren Oberkörper nun wieder langsam ab und entspannen in der Bauchlage.

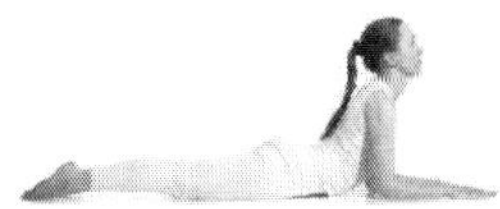

Asana: Schmelzendes Herz

Die sanfte Rückenbeuge nimmt direkten Einfluss auf die Intensität der Öffnung des Herzens und regt dabei nicht nur die Durchblutung an, sondern öffnet auch den Schultergürtel, die Hüfte und weitet die Brust.

Durchführung:

Starten Sie erneut im Vierfüßlerstand und wandern Sie anschließend rund eine Unterarmlänge mit Ihren Händen nach vorne. Mit dem nächsten Ausatmen ziehen Sie Ihr Becken zurück über Ihre Knie und senken währenddessen Ihren Oberkörper ab, wobei Ihr Herz zum Boden sinkt. Ihr Kinn bzw. Ihre Stirn können Sie einfach ablegen, wobei Ihre Ellbogen den Boden jedoch nicht berühren. Mit jeder neuen Ausatmung drücken Sie Ihre Hände ein Stück weiter in den Boden und schieben Ihr Herz etwas näher in die Richtung des Bodens. Ihren Brustkorb bringen Sie so weit wie möglich nach unten. Sie sollten jedoch darauf achten, dass Ihr Gesäß parallel zu Ihren Knien bleibt. Nun atmen Sie tief ein und halten diese Position für etwa drei Minuten. Anschließend bringen Sie Ihr Gesäß langsam und kontrolliert auf Ihre Fersen und lösen das Asana auf.

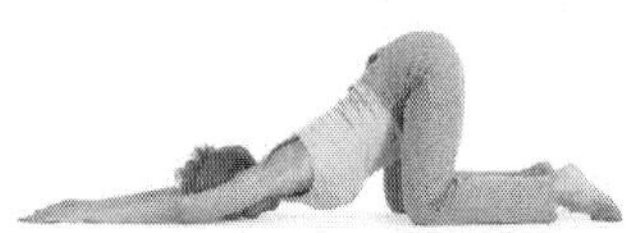

Die hier vorgestellten Übungen geben nur einen winzigen Ausschnitt dessen wieder, was mit Yoga-Praxis möglich und zu erreichen ist. Ganz besonders wichtig ist in diesem Zusammenhang auch die psychische Komponente: Wenn Sie durch regelmäßiges Üben Entspannungs- und Meditationstechniken nicht nur erlernen, sondern fest etablieren, können Sie darauf auch im akuten Bedarfsfall ganz einfach und schnell zurückgreifen. Darüber hinaus wird langfristig nicht selten ein ganz neuer Blick auf den eigenen Körper und das ganze Leben möglich, ein Phänomen, von dem Yoga-Praktizierende mit den verschiedensten Erkrankungen oft berichten.

Yoga entfaltet seine volle Wirkungsmacht in der ganzheitlichen Praxis. Das heißt, um wirklich langfristig und dauerhaft in den Genuss der positiven Effekte zu kommen, etablieren Sie am besten eine umfassende Yoga-Routine mit regelmäßigen und gut strukturierten Einheiten, bei denen die körperlichen und seelischen Aspekte zusammen mit der Atmung in optimal austariertem Verhältnis berücksichtigt werden.

Wenn Yoga bisher in Ihrem Leben noch keine Rolle gespielt hat, werden Sie sich eine solche Routine kaum aus dem Ärmel schütteln können. Zielführend ist es hier in jedem Falle, wenn Sie sich zumindest für den Einstieg in die Hände von Profis begeben, und das ist heutzutage keineswegs kompliziert. Fitnessstudios, Hochschulsport, Yoga-Schulen, VHS-Kurse – nur eine kleine Auswahl an leicht zugänglichen und niederschwelligen Möglichkeiten, Yoga regelmäßig zu praktizieren oder erst einmal hineinzuschnuppern.

Übrigens gibt es für viele zertifizierte Angebote mittlerweile Zuschüsse von der Krankenkasse und gerade bei langfristigen Mitgliedschaften etwa im Fitnessstudio halten sich die Kosten ebenfalls sehr in Grenzen.

Weitere Yoga-Übungen finden Sie beispielsweise unter:

* yogaworld.de (Asana-Finder)

* yogaeasy.de (Hier finden Sie übrigens auch ganze geführte Yoga-Einheiten zu bestimmten Themen, wie etwa Yoga bei Menstruationsbeschwerden)

Wichtige Unterstützer im Kampf gegen das PCOS

HORMONGESUNDHEIT, NAHRUNGSERGÄNZUNG & ADAPTOGENE

Das PCO-Syndrom entsteht vor allem durch ein Ungleichgewicht zwischen männlichen und weiblichen Hormonen (besonders FSH und LH, die im weiblichen Zyklus eine große Rolle spielen). Ist das Gleichgewicht einmal aus der Balance geraten, kann das zu Veränderungen des Körpers führen, zum Beispiel Zyklusstörungen, Hautveränderungen und Stimmungsschwankungen. Die genauen Auswirkungen können Sie gerne noch einmal im Kapitel zur Frauengesundheit nachlesen.

Hormongesundheit ist deswegen nichts, was dem Körper selbst überlassen werden sollte, von alleine lösen sich solche Schwankungen nämlich selten bis gar nicht. Es gibt heutzutage einige Möglichkeiten, den Körper bei der (Selbst-) Heilung zu unterstützen, neben Sport und ausreichender Bewegung spielt auch die Ernährung eine große Rolle, wie Sie im Kapitel zuvor gelesen haben. Zusätzlich zu diesen Selbstheilungsmaßnahmen können Nahrungsergänzungsmittel und Adaptogene einen positiven Effekt auf die Gesundheit haben.

> Das Konzept der Adaptogene stammt aus der Alternativmedizin und bezeichnet pflanzliche Stoffe, die biologisch aktiv sind und den Körper in physischen und psychischen Stresssituationen unterstützen sollen.

Aktuell sind Adaptogene nicht als eigene Kategorie, wie zum Beispiel Makronährstoffe (Kohlenhydrate, Proteine, Fette) oder Mikronährstoffe (Mineralien und Spurenelemente), von der Europäischen Arzneimittel-Agentur (EMA) anerkannt. Die EMA hat allerdings anerkannt, dass in zahlreichen

Studien gesundheitsfördernde Auswirkungen durch Adaptogene bestätigt wurden. Beispielsweise konnte in klinischen Studien nachgewiesen werden, dass Adaptogene Stressresistenz, körperliche und geistige Leistungsfähigkeit und Entspannung steigern können. Diese Auswirkungen waren auch in einem EEG (Elektroenzephalografie) sichtbar, bei welchem sich die elektrische Aktivität des Gehirns messen lässt, indem auf dem Kopf zahlreiche Elektroden angebracht werden. Um die Auswirkung von Adaptogenen jedoch gänzlich zu erfassen, benötigt es noch viele weitere Studien.

WIRKWEISE VON ADAPTOGENEN

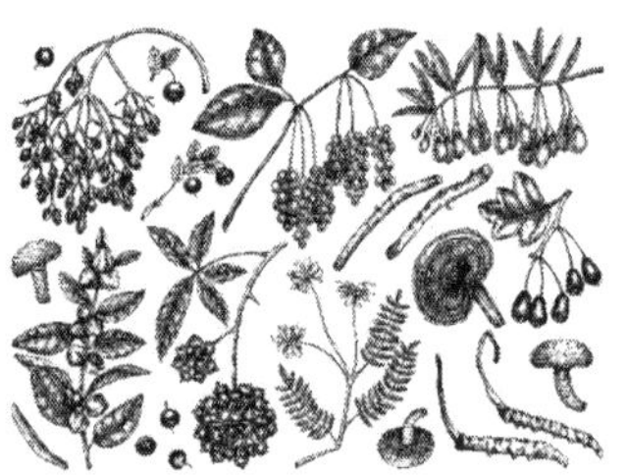

Stress kann auf den menschlichen Körper sehr negative Auswirkungen haben und tritt in den verschiedensten Formen auf. Physischer Stress kann zum Beispiel durch hohe körperliche Belastungen (Wettkämpfe, Extremsport) oder durch Umweltfaktoren auftreten (Hitze/Kälte, Lärm, Schadstoffe und Toxine). Die Auswirkungen von psychischem Stress können mindestens genauso gravierend sein und reichen von Angst und Einsamkeit bis hin zu Versagensängsten und Depressionen. Die Wirkweise von Adaptogenen besteht nicht in der Abwehr von Stress, sondern in der Anpassung des Körpers (englisch „to adapt" = anpassen). Stress kann für unseren Körper nämlich sehr schädlich sein, deswegen reagiert er darauf schnell. Das kann von „harmlosen" Problemen, zum Beispiel Verstopfungen oder der Ausbruch von Herpes am Mund, bis hin zu schwerwiegenden Erkrankungen führen. In zahlreichen Studien konnte bisher belegt werden, dass Stresshormone den Menschen krank machen. Beispielsweise wirken die Stresshormone Adrenalin, Noradrenalin und Cortisol gefäßverengend. Wenn das zum Dauerzustand wird, kann es zu bleibenden Schäden in den Gefäßen kommen. Ein wichtiger Bestandteil des Hormonsystems im Körper ist die sogenannte Hypothalamus-Hypophysen-Nebennierenrinden-Achse (HPA-Achse).

Der **Hypothalamus** (Teil des Zwischenhirns),
die **Hypophyse** (erbsengroße Hormondrüse im Gehirn) und
die **Nebennierenrinde** (produziert ebenfalls Hormone)

wechselwirken miteinander und steuern viele Prozesse im Körper, zum Beispiel die Verdauung, das Sexualverhalten, Gefühle und Stress. Adaptogene wirken, indem sie die verschiedenen Mechanismen der HPA-Achse *im Gleichgewicht* halten.

ANATOMIE DES GEHIRNS

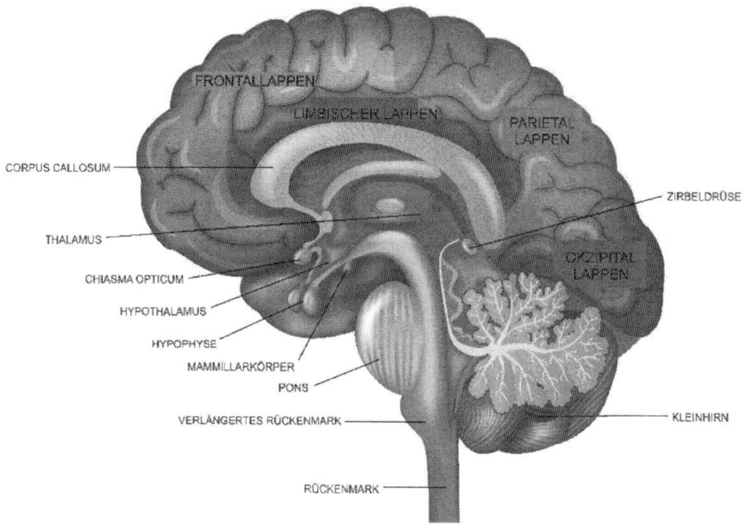

Im Folgenden stelle ich Ihnen verschiedene Adaptogene und Nahrungsergänzungsmittel vor. Diese Auswahl soll keineswegs erschlagend wirken, sondern Ihnen aufzeigen, welche Möglichkeiten es gibt. Natürliche Nahrungsergänzungsmittel und Adaptogene entfalten ihre Wirkung häufig erst nach längerer Zeit, daher ist es wichtig, sie langfristig und konstant einzunehmen. Das funktioniert nur, wenn die Einnahme oder Zubereitung auch zum persönlichen Lebensstil passt und nicht zu viel Zeit in Anspruch nimmt. Schauen Sie sich deswegen hier die Wirkweisen und Hinweise zur Einnahme der jeweiligen Mittel an und entscheiden Sie selbst, welche Wirkung und Anwendung für Sie persönlich besonders wichtig und komfortabel ist.

ASHWAGANDA

Ashwaganda, auch als Schlafbeere bekannt, ist eine Heilpflanze, die vor allem in Indien und Afrika beheimatet ist. Ihr werden gesundheitsfördernde Wirkungen bei verschiedensten Krankheitsbildern (zum Beispiel Alzheimer und Diabetes) zugeschrieben, in der Ayurveda und der Traditionellen Chinesischen Medizin (TCM) ist sie deshalb schon lange bekannt.

Die Pflanze und das daraus hergestellte Pulver wirken stark antiinflammatorisch (antientzündlich), außerdem senkt sie den Cortisolspiegel (das bekannte Stresshormon) und hilft so bei der Entspannung.

PCOS:

Da ein hoher Stresspegel und entzündliche Reaktionen des Körpers auch beim PCO-Syndrom eine große Rolle spielen, ist die Pflanze schon lange unter PCO-Betroffenen bekannt. Ashwaganda enthält zusätzlich auch noch viel Eisen, da viele Frauen aufgrund des Blutverlustes während der Menstruation einen Mangel an Eisen haben, ist auch hier die Einnahme sinnvoll.

Einnahme:

Die Einnahme dieses Nahrungsergänzungsmittels sollte am besten nüchtern (1-2 Stunden vor einer Mahlzeit) erfolgen, so kann die Pflanze ihre volle Wirkung entfalten. Durch den entspannenden Effekt wird der Pflanze auch eine positive Auswirkung auf den Schlaf nachgesagt, in der Ayurveda ist deswegen ein Getränk mit Aschwaganda als „Schlaftrunk" bekannt (siehe Rezepte). Eine halbe Stunde vor dem Zubettgehen wird die Einschlafzeit verringert und der Schlaf ist tiefer.

Wirkung:

antientzündlich, Senkung des Cortisolspiegels, schlaffördernd/entspannend

MACA

Die Maca-Pflanze ist eine Knolle und kommt aus Peru.

PCOS:

Besonders in Bezug auf den Kinderwunsch hat die Pflanze in den letzten Jahren einen richtigen „Hype" erfahren und ist deshalb auch für Frauen mit PCOS interessant geworden. Die Pflanze wirkt vor allem auf den weiblichen Zyklus, denn sie kann bei langfristiger und vor allem regelmäßiger Einnahme zu einer Normalisierung des Eisprungs und des gesamten Zyklus führen. Auch die Gebärmutterschleimhaut kann sich durch die Einnahme von Maca-Pulver besser aufbauen, sodass die Einnistung eines Embryos leichter erfolgen kann. Auch auf die weibliche Libido wirkt sich das Pulver aus.

Einnahme:

Empfohlen wird die Einnahme von etwa 10 Gramm täglich, das entspricht etwa einem Esslöffel. Leider schmeckt Maca-Pulver nicht besonders gut. Für eine dauerhafte Einnahme bietet es sich an, das Pulver unterzumischen, zum Beispiel in einen Smoothie.

Wirkung:

Normalisierung des Eisprungs/Zyklus, Aufbau der Gebärmutterschleimhaut, luststeigernd

REISHI-PILZE & IGELSTACHELBART

Sogenannte Vitalpilze, wie der Reishi und der Igelstachelbart, sind in der Traditionellen Chinesischen Medizin schon seit Jahrhunderten bekannt. Sie entfalten ihre Wirkung zwar langsam, etwa nach drei Monaten, aber mit großen Erfolgen.

PCOS:

Vitalpilze enthalten zum einen eine hohe Menge an Nährstoffen, zum Beispiel Vitamine der Gruppen A, B und D (zur Erinnerung: viele Frauen mit PCOS leiden an einem Vitamin-D-Mangel). Auch Aminosäuren, Mineralstoffe und Spurenelemente sind in ihnen enthalten, besonders Eisen, Magnesium und Zink. Magnesium und Zink fördern die Sensibilität des Körpers gegenüber Insulin („Insulinsensitivität"), sodass auch bei Frauen mit PCOS und Insulinresistenz geholfen ist.

Zuletzt enthalten die Pilze auch noch viele gute Ballaststoffe, so machen sie schnell satt und das Sättigungsgefühl ist langanhaltend, was beim Abnehmen hilft. Super lecker sind sie nebenbei auch noch, in der veganen Küche wird der Igelstachelbart in frischer Form aufgrund seines Geschmacks als Ersatz für Hummerfleisch genutzt.

Neben dem hohen Gehalt an Nährstoffen wirken Vitalpilze antientzündlich, senken den Blutdruck und lindern Stress. Die meisten Heilpilze werden als Extrakte oder Pulver angeboten, beide Varianten wirken ähnlich, deswegen rate ich Ihnen, die günstigere Alternative zu nehmen.

Wirkung:

antientzündlich, blutdrucksenkend, stresslindernd (hoher Gehalt an Nähr- und Ballaststoffen)

GINSENG

Auch die Ginseng-Wurzel ist in der TCM sehr bekannt. Allgemein wird dem Ginseng eine immunstärkende Wirkung zugeschrieben, er beugt außerdem Müdigkeit vor und macht den Körper gegenüber Stress widerstandsfähiger.

PCOS:

Seinen Namen hat der Ginseng aufgrund seiner Inhaltsstoffe, der Ginsenoside. Da die Pflanze vor allem in Asien sehr bekannt ist, haben sich viele asiatische Forschungsgruppen mit seiner Wirkung beschäftigt. Beobachtet wurde, dass die Ginsenoside antientzündlich wirken und den Blutzuckerspiegel senken, so wird auch der Insulinspiegel gesenkt, weshalb der Ginseng auch bei der natürlichen Therapie eines PCO-Syndroms bekannt ist.

Auch bei der Gewichtsabnahme zeigt Ginseng eine positive Wirkung, denn er enthält den Stoff Ginsenosid Rg3. In Studien wurde beobachtet, dass dieser Stoff die Einlagerung von Fettgewebe verhindert. Da die Studie allerdings nur mit wenigen Personen durchgeführt wurde, sollte die Aussagekraft zunächst nicht zu hoch eingeschätzt werden, die Hauptwirkung bleibt also erst einmal die Senkung des Blutzuckerspiegels.

Einnahme:

Wichtig zu wissen: Ginseng wirkt auch auf die Blutgerinnung. Menschen mit Gerinnungsstörungen sollten von der Einnahme deswegen absehen beziehungsweise vorher einen Arzt konsultieren. Die Wirkung von Koffein wird durch Ginseng ebenfalls verstärkt, weswegen er nicht direkt mit einer Tasse Kaffee eingenommen werden sollte.

Wirkung:

immunstärkend, Senkung des Blutzucker-/Insulinspiegels

SÜßHOLZWURZEL

Aus der Süßholzwurzel wird in der Industrie Lakritz gewonnen. Eigentlich stammt das Wurzelgewächs aus Asien, es ist aber seit dem Mittelalter auch in Europa verbreitet und wurde früher vor allem als Süßigkeit verzehrt.

PCOS:

Allerdings schmeckt die Süßholzwurzel nicht nur lecker, sondern zeigt auch eine effektive Wirkung beim PCO-Syndrom, da sie hormonregulierend wirkt. Beschrieben wurde die positive Wirkung bereits in sehr alten Büchern über heilende Pflanzen, dort ist sie vor allem zur Immunstärkung und Behandlung von grippalen Infekten bekannt. Jedoch wirkt Süßholz auch auf den Hormonspiegel. Bei regelmäßiger Einnahme wird der Testosteronspiegel gesenkt, gleichzeitig werden die Konzentrationen von LH und FSH (beim PCO-Syndrom stehen diese in einem Ungleichgewicht) normalisiert. So wirkt die Pflanze vor allem, indem sie den weiblichen Zyklus und die Ovulation normalisiert. Ein weiterer Pluspunkt ist, dass Süßholzwurzeln, im Vergleich zu anderen Adaptogenen und Nahrungsergänzungsmitteln, relativ günstig sind. Das liegt daran, dass sie in Europa ziemlich bekannt sind und in der Lakritz-Produktion massenhaft benötigt werden.

Einnahme:

Am besten nutzen Sie die Wirkung dieser Pflanze mithilfe der Zubereitung eines Tees. Dafür schneiden Sie 2-3 cm der Wurzel in kleinere Stücke und übergießen diese mit heißem Wasser. Nach etwa 15 Minuten Ziehzeit ist der Tee fertig.

Wichtig: Mehr als etwa 10 Gramm Süßholzwurzel sollte täglich nicht eingenommen werden, auch sollte der Zeitraum der Einnahme vier Wochen nicht überschreiten (nach 2-3 Wochen Pause kann wieder mit der Einnahme begonnen werden). Bei längerer Einnahme kann der Blutdruck nämlich erhöht werden und auch der Blutzuckerspiegel steigt an.

Wirkung:

Normalisierung des Zyklus, hormonregulierend, immunstärkend

LEINSAMEN

Leinsamen sind nicht ohne Grund schon einige Male in diesem Buch erwähnt worden. Sie enthalten große Mengen an Ballaststoffen, wirken also sättigend und sind reich an gesundem und antientzündlichem Omega-3. Außerdem beinhalten sie viel Eisen, Zink (erhöht die Insulinsensitivität) und Magnesium, welches für die Aktivierung von Vitamin D sorgt und bei einem Mangel an Vitamin D daher essenziell ist. Zusätzlich wirken sie senkend auf Insulin und unterstützen das Mikrobiom im Darm durch ihre probiotische Wirkung. Außerdem sind sie vergleichsweise günstig und sehr praktisch.

PCOS:

Für das PCO-Syndrom sind Leinsamen also ein echtes Multitalent!

Einnahme:

Die kleinen Samen lassen sich eigentlich überall untermischen, egal ob in Smoothies, Müsli, Brotteig oder anderen Mahlzeiten.

Wirkung:

antientzündlich, nährstoffreich, insulinsenkend, probiotisch

KURKUMA

Kurkuma ist in den letzten Jahren vor allem durch die „goldene Milch" bekannt geworden. Dabei handelt es sich um ein Getränk aus Milch, Kurkuma und anderen Gewürzen. Im Ayurveda ist die goldene Milch für ihre heilende Wirkung bekannt, so soll sie bei Arthrose, grippalen Infekten, Verdauungsstörungen, Neurodermitis und Schlafstörungen helfen. Die Knolle kann als Pulver oder auch frisch verwendet werden, bei Letzterem kann sie am besten gerieben oder sehr fein gehackt werden, bevor sie weiterverarbeitet wird.

PCOS:

Die Wirkung von Kurkuma hat sich aber auch beim PCO-Syndrom als hilfreich erwiesen. In einer Studie wurde die Auswirkung von Kurkuma, beziehungsweise seinem Wirkstoff Curcumin, in Bezug auf den Blutzuckerspiegel, die Insulinresistenz und die Konzentration von männlichen Hormonen im Blut untersucht. Dabei erhielten zwei Gruppen von Frauen, alle hatten das PCO-Syndrom, über 12 Wochen lang entweder eine hohe Dosis Curcumin (3-mal am Tag je 0,5 Gramm) oder ein Placebo – zu beachten ist, dass hier der reine Stoff Curcumin gegeben wurde, die Menge entspricht also nicht 1,5 Gramm Kurkuma täglich. Bei der Gruppe, die das Curcumin einnahm, sank die Konzentration des Blutzuckers und auch einige männliche Hormone nahmen in ihrer Konzentration ab.
Neben diesem Ergebnis traten keinerlei Nebenwirkungen auf, sodass Kurkuma ein wirksames „Hausmittel" bei der PCO-Therapie ist. Von der WHO werden ebenfalls keine Nebenwirkungen benannt und auch die Einnahmedauer wird nicht begrenzt.

Einnahme:

Möglichkeiten, Kurkuma einzusetzen und in den Alltag zu integrieren, gibt es viele, neben der goldenen Milch kann es vor allem bei der Würzung asiatischer Gerichte genutzt werden.

Wichtig: Kurkuma entfaltet seine Wirkung besonders stark in Kombination mit Piperin, einem Stoff, der Hauptbestandteil von schwarzem Pfeffer ist. Das liegt daran, dass Piperin bestimmte Enzyme in der Leber hemmt, die Kurkuma schnell ausscheidbar machen. Leider färbt Kurkuma aufgrund seiner kräftig gelben Farbe auf fast alles ab – im asiatischen Raum wird das Gewürz auch als natürlicher Farbstoff verwendet – geben Sie daher Acht auf die Kleidung.

Rezept: Goldene Milch (eine Tasse)

10 g Ingwer
10 g Kurkuma (in diesem Fall am besten frisch, alternativ aber auch 1 TL Kurkumapulver)
250 ml Milch (Kuhmilch oder pflanzliche Milch)
2 Prisen Zimt
2 Prisen schwarzer Pfeffer
2 Prisen Kardamom
1 TL Honig oder Sirup (z. B. Agavendicksaft)

Zubereitung:

1. Ingwer und Kurkuma fein reiben. Danach die (Pflanzen)milch in einem Topf erwärmen (nicht aufkochen lassen!) und vom Herd nehmen.
2. Alle restlichen Zutaten dazugeben und etwa eine halbe Stunde ziehen lassen. Gegebenenfalls noch einmal erwärmen und genießen!

Wirkung:

blutzucker-/insulinspiegelsenkend, Minderung der männlichen Hormone

MÖNCHSPFEFFER

Mönchspfeffer ist auch unter der Bezeichnung Agnus Castus bekannt und in jeder Apotheke rezeptfrei erhältlich. Die Pflanze ist relativ bekannt, vor allem bei „Frauenbeschwerden", so wird sie auch von vielen Frauenärzten bei verschiedenen Symptomen, zum Beispiel PMS, Menstruationsschmerzen und auch in den Wechseljahren, empfohlen. Seine Wirkung entsteht insbesondere durch das Hormon Prolaktin, dieses hat im Körper verschiedenste Funktionen. Zum einen regt Prolaktin während der Schwangerschaft und Stillzeit das Wachstum der Brust beziehungsweise der Brustdrüsen an, sodass die Frau in der Lage ist, zu stillen. Andererseits unterdrückt es auch die Ovulation, weshalb Frauen während der Schwangerschaft und in der Regel auch während der Stillzeit nicht schwanger werden können.

PCOS:

Ist der Prolaktinspiegel im Körper jedoch zu hoch, führt das zu Problemen. Unter anderem kann die Ovulation gehemmt werden, die Periode bleibt aus und so kommt es zur Unfruchtbarkeit. Mönchspfeffer senkt den Prolaktinspiegel, weil es eine chemisch sehr ähnliche Struktur zum Dopamin aufweist, welches hemmend auf Prolaktin wirkt. Sinkt der Prolaktinspiegel, können auch Zyklusstörungen (die durch erhöhte Prolaktin-Werte verursacht werden) normalisiert werden, so können Frauen mit PCO-Syndrom von dieser Heilpflanze stark profitieren, besonders, wenn ein Kinderwunsch vorhanden ist.

Einnahme:

Mönchspfeffer wirkt sich also auf den weiblichen (den männlichen übrigens auch) Hormonhaushalt aus, relativ logisch ist es deswegen, dass er während der Schwangerschaft und Stillzeit nicht eingenommen werden sollte, um Risiken zu vermeiden (zum Beispiel kann die Milchproduktion durch den gehemmten Prolaktinspiegel vermindert werden). Auch während der Einnahme der Antibabypille sollte die Pflanze nicht eingenommen werden, da beide Stoffe in den Hormonhaushalt eingreifen und miteinander wechselwirken können. Auch kurz nach Absetzen der Pille sollte Mönchspfeffer aus denselben Gründen nicht eingenommen werden – zwischen der Einnahme beider Präparate sollten etwa drei Monate abgewartet werden. Für Frauen, bei denen das PCO-Syndrom durch das Absetzen der Pille bedingt ist („Post-Pill-PCOS"), ist das Heilkraut deswegen eher ungeeignet.

Wirkung:

Normalisierung von Zyklusstörungen

Q10

Q10 ist sicherlich vielen Menschen aus der Werbung bekannt, häufig wird es nämlich als Inhaltsstoff in Anti-Aging-Mitteln beworben.

PCOS:

Auch beim PCO-Syndrom kommt Q10 zum Einsatz. In einer Studie wurden 60 Frauen mit PCOS untersucht, dabei sollte vor allem die Auswirkung des Stoffs auf die Verstoffwechslung von Zucker und Fett beobachtet werden. Die eine Hälfte dieser Frauen bekam ein Präparat mit Q10 (0,1 Gramm täglich), die andere Gruppe erhielt hingegen nur ein Placebo. Nach 12 Wochen Einnahmezeit wurden die Blutwerte beider Gruppen bestimmt und mit den Blutwerten vor dem Beginn der Studie verglichen. Ergebnis: Die Frauen mit PCOS, die gleichzeitig auch Q10 eingenommen hatten, konnten deutlich bessere Blutzucker- und Insulinwerte vorzeigen als die Frauen, die kein Q10 eingenommen hatten. Ebenfalls war die Insulinsensitivität bei der Q10-Gruppe im Vergleich zur anderen Gruppe erhöht – die Cholesterinwerte hatten sich bei den Q10-Frauen ebenfalls verbessert.
Diese Ergebnisse zeigen, dass auf den Auswirkungen von Q10 auf das PCO-Syndrom definitiv mehr Fokus gelegt werden sollte.

Einnahme:

Der Stoff kann einerseits vom Körper selbst hergestellt werden, andererseits aber auch durch Nahrungsergänzungsmittel oder Lebensmittel aufgenommen werden. Vor allem Fleisch (besonders Leber) und Fisch, Eier und Butter sind besonders Q10-haltig.

Wirkung:

blutzucker-/insulinspiegelsenkend, Verbesserung der Cholesterinwerte

RESVERATROL

Resveratrol ist ein Stoff aus der Gruppe der Polyphenole – so bezeichnet man Stoffe, die durch bestimmte chemische Strukturen für zum Beispiel Pflanzen als Schutz vor Schädlingen durch starke Farben oder Gerüche dienen. So ist es natürlicherweise zum Beispiel in Weintrauben und Himbeeren vorhanden. Verschiedene Studien haben sich in den letzten Jahren umfangreich mit den Auswirkungen von Resveratrol auf die Gesundheit beschäftigt, unter anderem kamen sie in Tierversuchen zu dem Ergebnis, dass sich der Stoff positiv auf Krebs und Erkrankungen des Herz-Kreislauf-Systems auswirken kann.

PCOS:

In einer weiteren Studie, diesmal am Menschen, wurden gesundheitsfördernde Auswirkungen von Resveratrol auf Frauen mit PCO-Syndrom untersucht. Drei Monate lang nahm die Hälfte der Gruppe eine Kapsel mit Resveratrol ein, die andere Gruppe erhielt nur ein Placebo. Am Ende wurde die Konzentration des Testosterons im Blut bestimmt – bei der Resveratrol-Gruppe war ein Rückgang des Testosterons um 23 % zu verzeichnen, bei der Placebo-Gruppe hingegen tat sich nichts. Zusätzlich wurde die Insulinkonzentration in der Gruppe, die Resveratrol einnahm, um ganze 31,8 % gesenkt und die Insulinsensitivität stieg ebenfalls an.

Einnahme:

Wer Resveratrol nicht als Kapsel oder Pulver einnehmen möchte, kann sich mit roten Trauben behelfen, jedoch haben diese natürlich niedriger konzentrierte Werte des Resveratrols. Bei den Trauben sollte unbedingt auf Bio-Qualität geachtet werden. Wie bereits erwähnt, gehört Resveratrol nämlich zu den Polyphenolen, also zu einer Stoffgruppe, die der Pflanze zur natürlichen Abwehr gegen Schädlinge dient. Bei nicht-Bio-Weintrauben werden konventionell mehr Pestizide verwendet, so kommt die Weintraube erst gar nicht in Kontakt mit Schädlingen und produziert geringere Mengen ihres Abwehrstoffes – eingesprüht mit Pestiziden braucht sie diesen ja nicht. Bio-Trauben hingegen kommen deutlich häufiger in Kontakt mit Schädlingen. Bio-Traubensäfte enthalten deshalb doppelt so viel Resveratrol im Vergleich zur nicht-Bio-Variante. Resveratrol befindet sich vor allem in der Schale der Weintrauben, deshalb sollten diese am besten gemixt werden (zum Beispiel in einem Smoothie), damit die Wirkstoffe optimal gelöst werden können.

Die Konzentration des Resveratrols in Lebensmitteln ist jedoch im Vergleich zu industriell hergestellten Nahrungsergänzungsmitteln recht gering. Empfohlen wird, bis zu etwa 5 Gramm Resveratrol täglich zu sich zu nehmen. Da Resveratrol im Verdacht steht, die Blutgerinnung zu beeinflussen, sollte es nicht (oder nur nach ärztlicher Absprache) von Menschen mit Gerinnungsstörungen und entsprechenden Medikamenten eingenommen werden.

Wirkung:

testosteronsenkend, blutzucker-/insulinspiegelsenkend

INOSITOL

Inositol wird umgangssprachlich auch als „Muskelzucker" bezeichnet. Streng genommen ist es jedoch kein Zucker, sondern ein Alkohol. Unser Körper, genauer die Nieren, stellen selbst jeden Tag insgesamt etwa 4 Gramm Inositol her, dafür nutzen sie Glucose.

PCOS:

Vor allem im Zusammenhang mit dem PCO-Syndrom ist das sogenannte Myo-Inositol bekannt, welches aus der Gruppe der Inositole stammt. Mehrere Studien konnten positive Auswirkungen durch die Einnahme von Myo-Inositol bezüglich der Insulinresistenz, des Fett- und Zuckerstoffwechsels und der Senkung eines erhöhten Androgenspiegels feststellen. Neuere kleinere Studien fanden nun heraus, dass sich der Wirkstoff auch auf die Qualität von Eizellen und Spermien bei künstlichen Befruchtungen (IVF) positiv auswirkt.

So beruht der positive Effekt des Myo-Inositols bei einer Insulinresistenz auf der Wirkung von GLUT-4. Es stimuliert das GLUT-4 („Glucosetransporter-4"), dadurch kann Glucose (Zucker) besser in die Körperzellen hineintransportiert werden. So muss weniger Insulin von der Bauchspeicheldrüse produziert werden und die Konzentration des Insulins sinkt. Da ein erhöhter Insulinspiegel auch zu erhöhten Werten der männlichen Hormone führt, sinken auch diese. Bei dieser Studie wurden 4 Gramm Inositol verabreicht (zusätzlich zu den 4 Gramm, die der Körper herstellt und die mit der Nahrung zufällig aufgenommen werden). Myo-Inositol hat sich übrigens auch als wirksam bei einer Gestationsdiabetes (Diabetes, der bei der Mutter während der Schwangerschaft entsteht) erwiesen.

Das Myo-Inositol wirkte sich in Studien auch positiv auf die Qualität von Eizellen aus, weil es die Konzentration von Calcium erhöhte, wodurch die Eizellen sich besser entwickelten. In Zyklen bei künstlicher Befruchtung mittels IVF konnten unter Inositol-Einnahme auch mehr qualitativ hochwertige Eizellen entnommen werden als in Zyklen, bei der dieselbe Frau kein Inositol zu sich nahm. Bei einer Studie mit Männern konnte beobachtet werden, dass sich die Gabe von Inositol positiv auf die Qualität, Anzahl und Bewegungsfähigkeit von Spermien auswirkte.

Einnahme:

Neben Nahrungsergänzungsmitteln kann Myo-Inositol auch über die Nahrung aufgenommen werden, besonders Zitrusfrüchte zeigen einen hohen Gehalt des Wirkstoffes. Beispielsweise enthalten 120 ml Saft einer Grapefruit etwa 0,47 Gramm Myo-Inositol. Im Vergleich zu anderen Nahrungsergänzungsmitteln ist Myo-Inositol relativ günstig erhältlich.

Neben Myo-Inositol ist auf dem Markt auch häufig Chiro-Inositol zu finden, auch dieser Wirkstoff stammt aus der Familie der Inositole. In Studien, in denen nur Chiro-Inositol verabreicht wurde, sanken Insulin- und Testosteronspiegel erheblich. Gleichzeitig litt jedoch die Qualität der Eizellen unter der Einnahme des Chiro-Inositols. Wurden jedoch Myo- & Chiro-Inositol gleichzeitig verabreicht, stieg die Qualität der Eizellen und auch der Eintritt einer Schwangerschaft wurde wahrscheinlicher. Frauen ohne Kinderwunsch könnten also auch auf Chiro-Inositol zurückgreifen. Besteht allerdings ein Kinderwunsch, sollte entweder nur Myo-Inositol eingenommen werden oder eine Kombination beider Präparate.

Wirkung:

blutzucker-/insulinspiegelsenkend, testosteronsenkend, Verbesserung der Eizellen/Spermienqualität, Regulierung des Fett-/Zuckerstoffwechsels

PROBIOTIKA UND PRÄBIOTIKA

Probiotika sind nicht zu verwechseln mit Präbiotika, die ich im Folgenden voneinander abgrenzen möchte. Um den Körper ganzheitlich zu betrachten, sollte auch der Darm nicht außen vor gelassen werden.

PCOS:

Wie im Kapitel „PCO und der Darm" erwähnt wurde, weisen Frauen mit PCOS eine zu Männern ähnliche Zusammensetzung der Mikroorganismen im Darm auf. Pro- und präbiotische Nahrungsergänzungsmittel können dabei helfen, das Ungleichgewicht wieder in den Griff zu bekommen.

Probiotika: Einnahme von Mikroorganismen

Probiotika sind Präparate aus nicht pathogenen, also nicht krankheitsauslösenden, lebenden Mikroorganismen. Sie enthalten meist Bakterien, Hefen oder mikroskopisch kleine Algen. Zu den in Probiotika enthaltenen Bakterien zählen unter anderem Laktobazillen. Das sind Bakterien, die durch Gärungsprozesse aus Glucose Milchsäure herstellen können. Ein anderer Mikroorganismus, der häufig in Probiotika enthalten ist, ist die Hefe mit dem schönen Namen Saccharomyces boulardii, auch als „medizinische Hefe" bekannt. Saccharomyces boulardii wird auch häufig bei anhaltendem Durchfall empfohlen, da diese Hefe Stoffe absondert, sogenannte Proteasen, die Giftstoffe spalten. Außerdem kann sie krankmachende Erreger binden und so unschädlich machen. Die Wirkungsweise von Probiotika wird also durch verschiedene Mechanismen gesichert. Die enthaltenen Organismen können pathogene Erreger binden, ihnen die Nahrung „zerstören" oder den pH-Wert vermindern, also ins saure Milieu verschieben. Die meisten Bakterien wachsen nämlich eher im basischen Milieu optimal. Wie ich bereits erwähnt hatte, können Antibiotika das Mikrobiom, also sozusagen die Gesundheit unseres Darms, ganz schön durcheinanderbringen, was schnell zu Beschwerden des Magen-Darm-Traktes führt. Hier ist es hilfreich, nach Beendigung der Antibiotika-Therapie präventiv **probiotische** Präparate oral einzunehmen, um Magen-Darm-Problemen vorbeugend entgegenzuwirken.

Wichtig ist, Probiotika in *ausreichender Menge* einzunehmen, da ihre Wirksamkeit sonst nicht gewährleistet ist. Probiotische Präparate erhalten Sie in eigentlich jeder Apotheke rezeptfrei, trotzdem ist es hier sinnvoll, die Einnahme mit Ihrem Arzt oder Ihrer Ärztin abzusprechen.

Präbiotika: Unterstützung der Mikroorganismen

Präbiotika sind nicht das Gleiche wie Probiotika: Durch die orale Einnahme von Probiotika nehmen Sie nützliche Bakterien und Hefen in Ihren Körper auf. Präbiotika dagegen sind quasi Futter für die Organismen, die Sie bereits *in sich* tragen. Sie unterstützen also die vorhandenen „Ressourcen" Ihres Körpers. Als Präbiotika gelten zum Beispiel Flohsamen und Leinsamen. Ihre Wirkung besteht darin, dass sie vom Mikrobiom des Darms abgebaut werden.

Dabei entstehen Stoffe, wie zum Beispiel Milchsäure, die dem Mikrobiom wiederum als Nahrung dienen. Zusätzlich entstehen beim Abbau noch kurzkettige Fettsäuren, die sogenannten Carbonsäuren, zum Beispiel Buttersäure. Säuren tragen dazu bei, dass der pH-Wert im Darm vermindert, also saurer, wird. Wie wir bereits gelernt haben, macht ein saures Milieu das Wachstum für Krankheitserreger schwerer. Auch wenn Flohsamenschalen und Leinsamen vielleicht nicht unbedingt ansprechend klingen, verspreche ich Ihnen, dass es kinderleicht ist, diese in die eigene Ernährung zu integrieren. Flohsamen und Leinsamen sind klein und haben quasi keinen Eigengeschmack. Dafür lassen sie sich sehr gut morgens in beispielsweise Müsli und Joghurt einmischen. Man kann sie auch einfach in Brotteige untermischen und so zu sich nehmen. Da gibt es wirklich einige Möglichkeiten, probieren Sie gerne aus, was für Sie am besten funktioniert.

Natürliche Präbiotika

Präbiotika müssen nicht zwingend in Form von Nahrungsergänzungsmitteln und Tabletten eingenommen werden, es gibt auch einige Lebensmittel, die ähnliche Wirkungen zeigen. Vor allem fermentierte beziehungsweise eingelegte Lebensmittel zeigen eine starke Wirkung, da beim Fermentierungsprozess Milchsäurebakterien entstehen, die dem Darm sehr nützlich sind.

Hilfreiche Präbiotika auf einen Blick:

- Flohsamen
- Leinsamen
- Fermentierte Lebensmittel (Sauerkraut, saure Gurken, Miso, Kombucha)
- Naturjoghurt und Kefir

Wirkung:

Regulierung der Mikroorganismen im Darm

OMEGA-3

Omega-3 ist eine Bezeichnung für eine Gruppe von Fettsäuren, dabei steht das „Omega-3" chemisch gesehen für den Ort, an dem eine Doppelbindung steht. Diese Fettsäuren sind essentiell, das bedeutet, dass der Körper sie nicht selbst herstellen kann und sie daher mit der Nahrung zugeführt werden müssen. Besonders wichtig sind diese Fettsäuren, weil sie vielfältige Aufgaben im menschlichen Körper übernehmen. So sind sie beispielsweise ein Baustein der Zellmembranen, beteiligen sich an der Herstellung von Hormonen, beeinflussen die Wände der Blutgefäße und regulieren Entzündungen. Bekannt ist schon lange, dass Omega-3-Fettsäuren antientzündlich wirken und das Risiko für die Entstehung von Erkrankungen des Herz-Kreislauf-Systems vermindern. Neben der allgemeinen körperlichen Gesundheit kann Omega-3 aber auch beim PCO-Syndrom für eine Linderung der Symptome sorgen.

PCOS:

In einer Studie wurden die Auswirkungen einer Omega-3-Einnahme in Kombination mit der Einnahme von Vitamin D untersucht. Dabei erhielt von 60 Frauen mit PCO-Syndrom die eine Gruppe ein Placebo und die andere eine Kombination aus Vitamin D und Omega-3 (um genau zu sein: 50.000 IE Vitamin D alle 14 Tage und 2 Gramm Omega-3 täglich). Nach drei Monaten wurden die Blutwerte getestet und mit den Werten vor der Studie verglichen – das Ergebnis ließ sich sehen.

Bei der Gruppe an Frauen, die die Wirkstoffkombination erhielten, konnte der Testosteronspiegel im Blut deutlich gesenkt werden. Auch die Konzentration des CRP im Blut wurde gesenkt (CRP steht für C-reaktives Protein und ist der „klassische" Entzündungswert, denn das CRP steigt im Blut, sobald entzündliche Prozesse im Körper vorliegen). Auch die Konzentration des Interleukin-1 konnte gesenkt werden. Interleukin-1 (nicht zu verwechseln mit dem beim PCOS hilfreichen Interleukin-6, was bei Muskelbewegung im Körper entsteht und die Insulinsensitivität erhöht) ist Bestandteil des Immunsystems, es löst lokale Entzündungsreaktionen im Körper aus und sorgt so zum Beispiel auch für Fieber. Zusätzlich gaben die Frauen in der Omega-3-Gruppe, die vor der Studie psychische Beschwerden geäußert hatten (Depressionen, Angststörungen und Stress), an, dass sich ihre psychischen Symptome ebenfalls verbessert hatten.

Die Deutsche Gesellschaft für Nährstoffmedizin und Prävention (DGNP) warnt vor eine Unterversorgung von Omega-3 bei Frauen in Deutschland. In einer Studie der Universität Hannover wurde nämlich festgestellt, dass 62 % der Frauen hierzulande einen zu niedrigen Omega-3-Index aufweisen. Täglich sollten etwa 300 mg an EPA und DHA zusammen zu sich genommen werden.

Kaufempfehlung:

Omega-3-Fettsäuren bestehen grundsätzlich aus drei wichtigen Bestandteilen: Eicosapentaensäure (EPA), Docosahexaensäure (DHA) und Alpha-Linolensäure (ALA). Besonders stoffwechselaktiv und deswegen wichtig sind aber EPA und DHA. Beim Kauf von Nahrungsergänzungsmitteln sollte deswegen auf einen hohen Gehalt von EPA und DHA geachtet werden, ist der Hauptbestandteil eines Omega-3-Präparates nämlich ALA, ist die gesundheitsfördernde Wirkung nicht besonders groß – von solchen Produkten sollte eher Abstand genommen werden.

Einnahme:

Um die empfohlenen 300 mg EPA und DHA täglich zu sich zu nehmen, reichen theoretisch ein- bis zweimal die Woche fettige Fischgerichte, besonders geeignet sind Lachs, Hering, Makrele und Sardelle. Leider sind Fische häufig belastet von Schwermetallen (insbesondere Quecksilber). Die eben genannten Fischarten gelten zwar weniger belastet als andere (zum Beispiel Thunfisch und Hecht) – belastet sind sie jedoch trotzdem. Auch beim Lachs gilt es, zu beachten, dass Zuchtlachs einen hohen Anteil an Omega-6 (dazu gleich mehr) aufweist, verglichen mit Wildlachs. Der etwas teurere Wildlachs sollte hier deswegen vorgezogen werden.

Fisch zu essen, ist allerdings nicht nur aufgrund der Belastung von Schwermetallen problematisch. Allein in Europa sind 64 % der Meere überfischt, davon 52 % so stark, dass die Population sich nicht mehr normal fortpflanzen kann, weil zu viele paarungsfähige Fische fehlen. Auch die Größe der in den Weltmeeren vorhandenen Fische nimmt stetig ab, da starke und große Fische am stärksten nachgefragt sind. In den Meeren bleiben – salopp gesagt – nur die „verkümmerten" Individuen übrig, sodass ganze Ökosysteme drohen, zusammenzubrechen. Omega-3 ist nicht nur in Fischen vorhanden, auch beispielsweise in Algen und Pflanzen. So gibt es viele qualitativ hochwertige Omega-3-Präparate aus Algen-Öl. Neben Algen-Öl gibt es sehr viele reichhaltige und gesunde Omega-3-Quellen, zum Beispiel Leinöl (nicht ohne Grund werden Leinsamen in diesem Buch sehr oft erwähnt), weitere, sehr gesunde Öle sind im Folgenden zusammengefasst. Wichtig hierbei ist die Unterscheidung in erhitzbare und nicht-erhitzbare Öle. Nicht-erhitzbare Öle verlieren nahezu alle ihre guten Wirkstoffe, wenn sie erwärmt werden. Sie sind sehr empfindlich, dafür jedoch auch sehr gesund und hochwertig für den Körper, daher sollte unbedingt auf die richtige Verwendung geachtet werden.

Gesunde und Omega-3-haltige Öle, die nicht (!) erhitzt werden dürfen:

- **Leinöl**: Leinöl ist eine sehr gute Omega-3-Quelle, es sollte allerdings unbedingt lichtgeschützt aufbewahrt werden und nur in der kalten Küche verwendet werden (zum Beispiel als Dressing für Salate oder in einen Smoothie oder Joghurt untergemischt). Hochwertiges Leinöl sollte nicht bitter schmecken, sondern leicht nussig. Kaufen Sie Leinöl am besten nur in kleinen Flaschen, denn es sollte nach maximal 12 Wochen verbraucht werden. Manche Hersteller werben mit dem Aufdruck „Omega-3 safe" oder Ähnlichem, das spricht für ein schonend und qualitativ hochwertig hergestelltes Öl und darf gerne gekauft werden.
- **Hanföl** und **Walnussöl**: auch für diese beiden Öle gelten dieselben Regeln wie für das Leinöl.

Gesunde und Omega-3-haltige Öle, die erhitzt werden dürfen:

- **Olivenöl**: Beim Olivenöl sind viele Produktionsverfahren exakt geregelt und durch geschützte Bezeichnungen gesichert (beispielsweise bedeutet „kaltgepresst" nur beim Olivenöl, dass es bei max. 27 °C gepresst wurde, bei anderen Ölen ist das nicht der Fall). Die höchsten Qualitätsstandards erfüllt *natives Olivenöl extra,* danach folgt *natives Olivenöl.* Ist nur die Bezeichnung *Olivenöl* gedruckt, kann das Öl mit raffiniertem Olivenöl gemischt worden sein, solche Öle sollte man nicht kaufen. Die schlechteste Qualität ist beim *Oliventresteröl* vorzufinden, welches chemisch behandelt wurde, um die Ölreste aus dem verbrauchten Oliventrester zu gewinnen. Olivenöl kann bedenkenlos erhitzt werden und eignet sich gut zum Kochen, allerdings sollte es möglichst langsam erhitzt werden. Das wird erreicht, indem das Öl direkt in die kalte Pfanne gegeben wird und danach der Herd angestellt wird.
- **Kokosöl**: Beim Kokosöl sind die Bezeichnungen leider nicht so exakt festgelegt wie beim Olivenöl. Hier sollte auf Bio-Qualität und im besten Falle auf ein „Omega-safe"-Produktionsverfahren geachtet werden. Kokosöl kann hoch erhitzt werden, sollte aber ebenfalls lichtgeschützt gelagert werden.
- **Ghee** oder **Butterschmalz**: Die geklärte Butter eignet sich ebenfalls zum Erhitzen, aufgrund ihrer Temperaturbeständigkeit sogar zum Frittieren.

Omega-3 sollte nicht als klassisches Nahrungsergänzungsmittel gesehen werden wie andere Wirkstoffe, die Ihnen zuvor vorgestellt wurden, diese sollen den Körper nämlich nur „on top" unterstützen. Omega-3 ist extrem wichtig für den Körper und gehört zum allgemeinen **Nährstoffbedarf**, wie Vitamine, Mikro- und Makronährstoffe auch. Nicht nur beim PCOS sollte also unbedingt auf eine ausreichende Zufuhr von Omega-3 geachtet werden.

OMEGA-6

Neben den Omega-3-Fettsäuren gibt es auch die Omega-6-Fettsäuren. Im Gegensatz zum Omega-3 konnte festgestellt werden, dass in Deutschland viele Menschen mit Omega-6 eher überversorgt sind. Zwar ist das Omega-6 für viele Prozesse im Körper sehr wichtig, zum Beispiel ist es an der Bildung des roten Blutfarbstoffes (Hämoglobin) und am Sauerstofftransport im Blut beteiligt, bei einer zu hohen Konzentration im Blut kann es dem Körper jedoch auch schaden.

PCOS:

Da Omega-6 als Gegenspieler von Omega-3 wirkt, sollte auch beim PCOS auf das richtige Verhältnis geachtet werden. Ansonsten können die positiven Effekte des Omega-3 auf den Körper kaum wirken.

Besonders häufig kommen unter den Omega-6-Fettsäuren die Linolsäure und die Arachidonsäure vor. Leider kann der Körper aus der Arachidonsäure entzündungsfördernde Stoffe bilden (Eicosanoide genannt). Diese helfen dem Immunsystem und sind wichtig für die Abwehr von Erregern, kommen sie jedoch zu häufig vor, schadet das dem Körper.

Omega-3 und Omega-6 kann man vereinfacht als Gegenspieler benennen. So wirkt Omega-3 entzündungs*hemmend*, erweitert die Gefäße und senkt die Blutgerinnung, wohingegen Omega-6 entzündungs*fördernd* wirkt, die Gefäße eher verengt und auch die Blutgerinnung verstärkt.

Einnahme:

Omega-6 ist keinesfalls der „böse Bruder" von Omega-3, denn es ist genauso wichtig für den Körper, jedoch sollte das Verhältnis der beiden stimmen. In vielen westlichen Ländern liegt das Verhältnis von Omega-6 zu Omega-3 bei etwa 20:1, teilweise sogar höher. Ideal wäre aber ein Verhältnis von etwa 5:1 oder weniger – viele Menschen nehmen also deutlich zu viel Omega-6 zu sich.

Der Schlüssel zu einem balancierten Verhältnis der beiden wichtigen Fettsäuren liegt darin, die Omega-3-Zufuhr zu erhöhen und gleichzeitig seinen Omega-6-Spiegel zu senken. Da der Omega-6-Gehalt bei sehr vielen Menschen erhöht ist, lässt sich pauschal sagen, dass es für jeden Menschen ratsam ist, Lebensmittel in der Ernährung zu reduzieren, die viel Omega-6 enthalten.

Vermeiden Sie also Omega-6-haltige Lebensmittel, besonders die aufgeführten Öle. Verwenden Sie lieber Omega-3-reiche Öle, um ein besseres Verhältnis dieser beiden Fettsäuren herzustellen.

Omega-6-haltige Lebensmittel:

- Sonnenblumenöl
- Distelöl
- Erdnussöl
- Tierische Fette (Schmalz, zum Beispiel von Schweinen oder Rindern)
- Weizen
- Butter und Margarine

Den Körper auf „Reset“ stellen

DIE PCO-ENTGIFTUNG UND DARM-KUR

Zwar lässt sich ein PCO-Syndrom nicht heilen, dennoch gibt es einige Möglichkeiten, mit denen die Symptome gelindert werden können – viele davon kennen Sie bereits, wenn Sie an diese Stelle des Buches gelangt sind.

Eine weitere Möglichkeit wäre eine etwas „radikalere“ Variante der Ernährungsumstellung. Dabei geht es darum, den Körper eine Zeit lang gänzlich frei von Stoffen zu halten, die ihm schaden. Das sind zum Beispiel Lebensmittel, auf die Sie allergisch reagieren oder gegen die Sie eine Unverträglichkeit haben. Sicherlich gibt es einige Lebensmittel, bei denen Ihnen sofort auffällt, dass Sie sich nach dem Verzehr unwohl fühlen. Beispielsweise ist der Bauch sehr aufgebläht, ein unangenehmes Völlegefühl tritt ein, es kommt zu Bauchschmerzen oder zu Verdauungsproblemen. Bei vielen Menschen zeigt sich diese Art von Unverträglichkeit besonders nach dem Verzehr von Zucker, Milchprodukten und Gluten beziehungsweise Weizen. Seltener (aber immer noch häufig genug) treten solche Symptome auch nach dem Verzehr von Eiern oder Sojaprodukten auf.

Problematisch ist daran, dass wir solche Reaktionen unseres Körpers nach einer Zeit gar nicht mehr als „unnormal“ erkennen – es wird zum Normalzustand, der aus Gewohnheit immer seltener bemerkt wird. Der Körper bekommt so immer häufiger Lebensmittel zugeführt, die ihm nicht guttun. Darauf reagiert er neben den eben genannten Symptomen auch oft mit kleineren Entzündungsreaktionen, von denen wir selbst gar nichts mitbekommen. Nun spielen Entzündungsreaktionen auch beim PCO-Syndrom häufig eine große Rolle, sodass es sinnvoll ist, solche Lebensmittel aus der Ernährung für eine Zeit lang zu streichen. Nach dieser Zeit stellen Sie möglicherweise fest, dass sich Ihre PCO-Symptome lindern, wenn Sie weniger Gluten, Zucker und Milchprodukte zu sich nehmen – manchmal kann es so einfach sein. Nun ist es gerade bei Zucker, Gluten und Milchprodukten nicht besonders einfach, gänzlich auf den Verzehr zu verzichten, denn gerade diese Inhaltsstoffe stecken in sehr vielen Lebensmitteln des täglichen Gebrauchs. Trotzdem ist es machbar, auf diese Stoffe zu verzichten, und vor allem lohnt es sich sehr, einen genaueren Blick auf die Liste der Inhaltsstoffe zu werfen. Schließlich führen wir unserem Körper tagtäglich Lebensmittel zu, die wir nicht kennen und bei denen wir nicht wissen, was drin ist.

Erstaunlicherweise achten viele bei ihren Kindern genau darauf, was enthalten ist und ob es gesund oder eher ungesund ist, und auch bei den eigenen Haustieren schauen die meisten Menschen, was im Futter drin ist – nur bei uns selbst hört die Fürsorge auf.

Die PCO-Entgiftung

Entgiftung klingt zwar etwas radikal, jedoch tut es dem Körper einfach nicht gut, wenn er Lebensmittel bekommt, die er nicht verträgt. Falls Sie nicht wissen, worauf Ihr Körper negativ reagiert – Stichwort: Gewöhnung.

Lassen Sie daher zunächst „pauschal" für etwa 6 Wochen Zucker, Milchprodukte und Gluten weg, darauf reagieren nämlich die meisten Menschen schlecht. Wenn Ihnen bereits bekannt ist, was Sie zusätzlich nicht vertragen, lassen Sie diese Lebensmittel außerdem zu Gluten, Milchprodukten und Zucker weg. Vor allem der Anfang dabei ist schwer, aber bei dieser Methode hilft es nur, wenn die Lebensmittel ganz weggelassen werden. Essen Sie nur noch 3-mal statt 6-mal in der Woche Gluten, wird das wahrscheinlich keine Verbesserung bringen. Andersherum müssen die sechs Wochen natürlich nicht sofort um weitere sechs verlängert werden, wenn Sie mal aus Versehen Zucker, Gluten oder Milchprodukte gegessen haben.

Um die Erfolge nicht aus dem Auge zu verlieren, kann es helfen, ein Ernährungstagebuch zu führen. Wenn Sie eine Unverträglichkeit haben, dann werden die ersten Erfolge nämlich wahrscheinlich schon nach einer oder zwei Wochen eintreten. Zum Beispiel könnte Ihnen auffallen, dass Sie sich nach dem Essen deutlich „leichter" fühlen und nicht das Bedürfnis haben, erst einmal einen Mittagsschlaf machen zu müssen. Nach den 6 Wochen können dann auch erste Auswirkungen auf das PCO-Syndrom bemerkbar sein, zum Beispiel durch eine Normalisierung (oder Annäherung daran) oder Verbesserung des Hautbildes.

Nach den sechs Wochen haben Sie sich sowieso an die neuen Essgewohnheiten gewöhnt, diese weiter beizubehalten, ist dann in der Regel kinderleicht. Nach Ablauf der Kur dürfen Sie jedoch natürlich trotzdem wieder alles essen, aber wahrscheinlich fällt Ihnen dann erst recht auf, wie schlecht der Körper auf bestimmte Lebensmittel reagiert – die Gewohnheit gegenüber den negativen Reaktionen des Körpers ist dann wahrscheinlich nicht mehr da.Sehr hilfreich ist es außerdem, die Auslassung bestimmter Lebensmittel nicht als Verbot zu sehen. Sie machen das nicht, um sich selbst zu bestrafen, sondern um sich selbst etwas Gutes zu tun – das macht einen großen Unterschied im Mindset. Auch reagieren manche Menschen aus dem Umfeld vielleicht erst einmal merkwürdig, wenn Sie erzählen, dass Sie zurzeit keinen industriellen Zucker, keine Milchprodukte und kein Gluten essen. Diese Kommentare zeigen aber eigentlich eher die unterbewussten Gedanken Ihres Gegenübers. Meistens steckt dahinter nämlich ein „Ich beneide dich um dein Durchhaltevermögen, meine Gesundheit ist mir nicht so viel wert". Oft ist es auch klug, das Gegenüber nicht sofort über den Grund zu informieren, warum Sie dieses und jenes gerade nicht essen möchten. Die meisten Menschen fragen nämlich gar nicht so genau nach, wenn man etwas freundlich mit „Nein, danke" ablehnt.

Gesunde Alternativen zu entzündlichen Lebensmitteln oder Inhaltsstoffen:

- Industrieller Zucker: Obst jeder Art, Datteln, Agavendicksaft, Honig, Ahornsirup
- Gluten: glutenfreie Produkte, Reis, Buchweizen, Hirse, Quinoa, Polenta, Kichererbsen, Amaranth, asiatische Glasnudeln, Nüsse und Nussmus
- Milchprodukte: pflanzliche Alternativen (in der vegetarischen/veganen Abteilung des Supermarktes werden Sie wahrscheinlich fündig, achten Sie jedoch am besten auf Produkte ohne Soja), zum Beispiel Hafermilch (Hafermilch ist häufig, aber nicht immer glutenfrei, daher am besten vorher auf die Verpackung schauen), Mandelmilch, Reismilch, Frischkäse aus Cashews

Ernährungswochenplan

	Frühstück	Mittag	Snack	Abendessen
Montag				
Dienstag				
Mittwoch				
Donnerstag				
Freitag				
Samstag				
Sonntag				

Möglichkeiten, die Ernährungsumstellung etwas alltagstauglicher zu machen:

- Gehen Sie nicht im Stress einkaufen, sondern nehmen Sie sich Zeit für einen genaueren Blick auf die Liste der Inhaltsstoffe.
- Noch im Haushalt vorhandene Produkte, die unverträgliche Stoffe enthalten, am besten verschenken. So kommt es nicht zur Versuchung und einer versehentlichen Verwechslung.
- Nicht hungrig einkaufen gehen, ansonsten ist die Versuchung in der Süßigkeiten-Abteilung groß.
- Statt mit Freunden essen zu gehen, richten Sie selbst ein Abendessen aus. So können Sie selbst bestimmen, was auf den Tisch kommt.
- Beim Restaurantbesuch können Sie den Kellner oder die Kellnerin etwas anflunkern, indem Sie sagen, dass Sie allergisch auf bestimmte Inhaltsstoffe sind. Im Gastronomie-Stress werden „Sonderwünsche" nämlich gerne mal vergessen, wenn es sich nicht um eine Allergie handelt.
- Beziehen Sie den Partner oder die Partnerin am besten so weit wie möglich in die Ernährungsumstellung ein, so wird es für Sie selbst deutlich einfacher – außerdem können auch Menschen ohne PCOS davon profitieren.
- Kochen Sie Mahlzeiten für die Arbeit oder für stressige Tage direkt vor, sodass Sie nicht in Versuchung kommen, sich ein Brötchen oder Ähnliches beim Bäcker zu kaufen.

Die Darmsanierung

Nach der Ernährungsumstellung können Sie zusätzlich auch eine Darmsanierung durchführen, das ist nämlich der ideale Zeitpunkt für einen „Neustart“ des Körpers beziehungsweise des Verdauungssystems. Wie bereits erwähnt, weisen Frauen mit PCOS nämlich häufig eine Fehlbesiedlung der Mikroorganismen im Darm auf. Denn Männer und Frauen haben jeweils einen unterschiedlichen Gehalt an bestimmten Bakterien und Pilzen, so weisen Frauen mit PCOS eher ein „männliches“ Mikrobiom auf.

Ob eine Dysbiose (Fehlverteilung der Bakterien und Pilze im Darm) im Mikrobiom vorliegt, kann zum Beispiel durch einen Stuhltest herausgefunden werden. Viele Heilpraktiker und manche Ärzte bieten diesen Test an, fragen Sie einfach nach. Auch gibt es die Möglichkeit, sich einen Stuhltest nach Hause zu bestellen, der anschließend in ein Labor geschickt wird. Achten Sie hierbei jedoch unbedingt auf die Seriosität des Anbieters beziehungsweise des Labors. Abraten möchte ich Ihnen von irgendwelchen Tests, die gänzlich zu Hause durchgeführt werden sollen, zum Beispiel durch Teststreifen. So etwas entspricht keinesfalls den Qualitätsstandards, die in einem echten Labor erfüllt werden können. Auch kann diese Art von Test nicht alle wichtigen Parameter berücksichtigen, weshalb davon dringend abzusehen ist.

Wird eine Dysbiose festgestellt, sollte die Therapie unbedingt durch eine Fachperson erfolgen. Das Mikrobiom im Darm ist so individuell und von etlichen Faktoren beeinflussbar, dass es als Laie nicht zu empfehlen ist, sich selbst zu therapieren. Nach einer „Entgiftung“ haben Sie jedoch optimale Bedingungen für einen gesunden Darm und die weitere Therapie geschaffen.

Frauengesundheit

DER 21-TAGE-PLAN ZUR HORMONREGULATION

In diesem Buch haben Sie viel theoretisches Wissen und zahlreiche Hinweise zur Anwendung im Alltag mit PCOS erhalten. Die Masse an Informationen mag Ihnen vielleicht erst einmal etwas „erschlagend" vorkommen. Damit Sie es etwas einfacher haben, habe ich einen 21-Tage-Plan erstellt, der Ihnen helfen soll, all die Informationen dieses Buches etwas einfacher in den Alltag zu integrieren.

Dabei habe ich mögliche Rezepte für den Tag direkt zusammengestellt, so bedarf es weniger Zeit und Überlegung bei der Planung der Mahlzeiten. Auch das Einkaufen geht schneller, wenn die Mahlzeiten bereits zu Anfang der Woche feststehen und in der Woche nur einmal eingekauft wird. Im besten Falle können Sie diese gewonnene Zeit für ein wenig Sport in der Woche nutzen. Natürlich muss der Sport nicht an diesem festgelegten Tag stattfinden, wenn es an diesem Tag zeitlich nicht passen sollte, achten Sie jedoch darauf, diesen an einem anderen Tag in derselben (!) Woche einzuplanen. Auch die Reihenfolge der Mahlzeiten kann selbstverständlich angepasst werden, achten Sie jedoch darauf, nicht mehr als 3-mal in der Woche Fleisch zu essen (dazu zählen auch Wurst, Aufschnitt und Ähnliches).

Probieren Sie diesen Planer einfach einen Zyklus lang aus und Sie werden sehen, dass sich eine hormonregulierende Ernährung sowie etwas Sport lohnen!

Tag 1

Frühstück	Porridge mit Leinsamen & Früchten
Mittagessen	Seelachsfilet mit Mandeln
Abendessen	Herzhafter Linsen-Curry-Brotaufstrich
Sport und Bewegung	Zum Einkaufen mit dem Fahrrad (wenn möglich), ansonsten eine andere Tätigkeit mit dem Fahrrad
Sonstiges	Entspannungsübung (Yoga, Pilates, Meditation etc.)

Tag 2

Frühstück	Avocadostulle mit pochiertem Ei
Mittagessen	Maultaschen aus der Pfanne mit Sahne-Gemüse
Abendessen	Pfirsich-Salat mit Pinienkernen und Honig-Balsamico-Dressing
Sport und Bewegung	30 Minuten Sport

Tag 3

Frühstück	Smoothiebowl mit buntem Obst
Mittagessen	Süßkartoffel-Schiffchen mit Feta, Spinat und Pinienkernen
Abendessen	Kartoffelsuppe mit Sellerie, Lauch und Möhren
Sport und Bewegung	Nach einer Mahlzeit 15 Minuten spazieren (gerne länger)

Tag 4

Frühstück	High-Protein-Porridge ohne Haferflocken
Mittagessen	Hähnchen mit Cashewkruste auf Mangoldsalat
Abendessen	Gesunde Muffins
Sport und Bewegung	10.000 Schritte erreichen (mit dem Handy tracken)
Sonstiges	Entspannungsübung (Yoga, Pilates, Meditation etc.)

Tag 5

Frühstück	Porridge mit Leinsamen & Früchten
Mittagessen	Spaghetti „Bolognese"
Abendessen	Asiatischer Reisnudelsalat mit Kokos-Limetten-Soße
Sport und Bewegung	30 Minuten Sport

Tag 6

Frühstück	Avocadostulle mit pochiertem Ei
Mittagessen	Hering mit knusprigen Kartoffeln und Spargelsalat
Abendessen	Brot mit Feta-Avocado-Dip
Sport und Bewegung	Nach einer Mahlzeit 15 Minuten spazieren (gerne länger)

Tag 7

Frühstück	Smoothiebowl mit buntem Obst
Mittagessen	Süßkartoffel-Curry
Abendessen	Zucchinipuffer
Sport und Bewegung	-

Tag 8

Frühstück	Herzhaftes Rührei
Mittagessen	Auberginen mit mediterraner Füllung
Abendessen	Möhrenkuchen mit Frischkäse-Glasur
Sport und Bewegung	Zum Einkaufen mit dem Fahrrad (wenn möglich), ansonsten eine andere Tätigkeit mit dem Fahrrad
Sonstiges	Entspannungsübung (Yoga, Pilates, Meditation etc.)

Tag 9

Frühstück	Porridge mit Leinsamen & Früchten
Mittagessen	Proteinreicher Burger mit Quinoa-Patty
Abendessen	Brokkolicremesuppe
Sport und Bewegung	30 Minuten Sport

Tag 10

Frühstück	Avocadostulle mit pochiertem Ei
Mittagessen	Herzhafte Brokkoli-Quiche
Abendessen	Sandwich mit Kichererbsen und Avocado
Sport und Bewegung	Nach einer Mahlzeit 15 Minuten spazieren (gerne länger)

Tag 11

Frühstück	Smoothiebowl mit buntem Obst
Mittagessen	Pasta a la Alfredo
Abendessen	Schnelle gefüllte Champignons
Sport und Bewegung	10.000 Schritte erreichen (mit dem Handy tracken)
Sonstiges	Entspannungsübung (Yoga, Pilates, Meditation etc.)

Tag 12

Frühstück	High-Protein-Porridge ohne Haferflocken
Mittagessen	Asiatischer Reisnudelsalat mit Kokos-Limetten-Soße
Abendessen	Griechischer Bauernsalat
Sport und Bewegung	30 Minuten Sport

Tag 13

Frühstück	Porridge mit Leinsamen & Früchten
Mittagessen	Klassisches Hühnerfrikassee
Abendessen	Blätterteig mit Lachs-Spinat-Füllung
Sport und Bewegung	Nach einer Mahlzeit 15 Minuten spazieren (gerne länger)

Tag 14

Frühstück	Avocadostulle mit pochiertem Ei
Mittagessen	Seelachsfilet mit Mandeln
Abendessen	Gesunde Muffins
Sport und Bewegung	-
Sonstiges	Entspannungsübung (Yoga, Pilates, Meditation etc.)

Tag 15

Frühstück	Smoothiebowl mit buntem Obst
Mittagessen	Spaghetti „Bolognese“
Abendessen	Pfirsich-Salat mit Pinienkernen und Honig-Balsamico-Dressing
Sport und Bewegung	Zum Einkaufen mit dem Fahrrad (wenn möglich), ansonsten eine andere Tätigkeit mit dem Fahrrad

Tag 16

Frühstück	Herzhaftes Rührei
Mittagessen	Hähnchen mit Cashewkruste auf Mangoldsalat
Abendessen	Sandwich mit Kichererbsen und Avocado
Sport und Bewegung	30 Minuten Sport

Tag 17

Frühstück	Porridge mit Leinsamen & Früchten
Mittagessen	Spanische Paella
Abendessen	Asiatischer Reisnudelsalat mit Kokos-Limetten-Soße
Sport und Bewegung	Nach einer Mahlzeit 15 Minuten spazieren (gerne länger)
Sonstiges	Entspannungsübung (Yoga, Pilates, Meditation etc.)

Tag 18

Frühstück	Avocadostulle mit pochiertem Ei
Mittagessen	Süßkartoffel-Schiffchen mit Feta, Spinat und Pinienkernen
Abendessen	Schnelle gefüllte Champignons
Sport und Bewegung	10.000 Schritte erreichen (mit dem Handy tracken)

Tag 19

Frühstück	Smoothiebowl mit buntem Obst
Mittagessen	Asiatische Wok-Pfanne mit buntem Gemüse und Cashews
Abendessen	Herzhafter Linsen-Curry-Brotaufstrich
Sport und Bewegung	30 Minuten Sport

Tag 20

Frühstück	Herzhaftes Rührei
Mittagessen	Maultaschen aus der Pfanne mit Sahne-Gemüse
Abendessen	Kartoffelsuppe mit Sellerie, Lauch und Möhren
Sport und Bewegung	Nach einer Mahlzeit 15 Minuten spazieren (gerne länger)
Sonstiges	Entspannungsübung (Yoga, Pilates, Meditation etc.)

Tag 21

Frühstück	Porridge mit Leinsamen & Früchten
Mittagessen	Hering mit knusprigen Kartoffeln und Spargelsalat
Abendessen	Brot mit Feta-Avocado-Dip
Sport und Bewegung	10.000 Schritte erreichen (mit dem Handy tracken)

Zusammengefasst

DIE BESTEN TIPPS IM UMGANG MIT PCO UND INSULINRESISTENZ

Nun haben Sie eine Menge an tiefergehendem theoretischem Wissen und praktischen Tipps an die Hand bekommen, mit denen Sie Ihr PCO-Syndrom und die damit einhergehenden Symptome verstehen und behandeln können. Damit Sie die wichtigsten Tipps für den Alltag und kurze Erläuterungen dazu nicht vergessen und leicht wiederfinden, ist hier noch einmal alles in Kürze zusammengefasst. Wann immer Sie wollen, können Sie auf die letzten Seiten dieses Buches schauen und vielleicht eine neue Gewohnheit in Ihren Alltag integrieren, denn die Umsetzung all dieser Tipps kann natürlich nicht von heute auf morgen stattfinden. Wichtig ist es, Routinen und feste Rituale für bestimmte Dinge für sich selbst festzusetzen – so können Sie die Tipps am effektivsten umsetzen.

PCOS und Insulinresistenz simultan therapieren durch ...

... Ernährung

- Viel Gemüse und Obst in die Ernährung integrieren, um den Körper optimal mit Vitaminen, Mengenelementen und Spurenelementen zu versorgen. Zusätzlich hilft es, eher zuckerarme Obstsorten zu essen, denn Fructose (Fruchtzucker) ist zwar gesünder als industrieller Zucker, lässt den Blutzucker- und Insulinspiegel jedoch trotzdem ansteigen. Zu den zuckerarmen Obstsorten gehören *unter anderem* Beeren (zum Beispiel Blaubeeren, Himbeeren, Erdbeeren, Johannisbeeren), Steinfrüchte (zum Beispiel Pfirsiche und Pflaumen) und Zitrusfrüchte (zum Beispiel Grapefruits und Orangen).

- Industrieller Zucker, zum Beispiel in Süßigkeiten, sollte bestenfalls vermieden werden, er lässt den Blutzucker- und Insulinspiegel sehr schnell ansteigen (was zur gesteigerten Produktion von Androgenen führt), liefert nur für kurze Zeit Energie und sättigt nicht. Achten Sie auch bei anderen Lebensmitteln auf den Zuckergehalt, indem Sie die Liste der Inhaltsstoffe überprüfen. In sehr vielen Produkten ist Zucker enthalten, wo er gar nicht nötig wäre – wählen Sie lieber die zuckerfreie Alternative im Regal.

- Ablenkung beim Essen durch das Handy, die Zeitung oder den Fernseher führt dazu, dass wir uns erst später satt fühlen und deswegen mehr essen. Gewöhnen Sie sich an, beim Essen nicht von Medien abgelenkt zu werden.

- Snacks zwischen den Mahlzeiten führen meist zu Blutzuckerspitzen, außerdem sättigen sie meist nicht für lange Zeit und sind so leere Kalorien ohne Mehrwert für Ihren Körper. Essen Sie daher lieber drei ausgewogene und sättigende Mahlzeiten am Tag.

- Kohlenhydrate sind nicht gleich Kohlenhydrate, je nach ihrer chemischen Struktur sättigen sie uns entweder sehr lange und sind gehaltvoll – oder eben nicht. Versuchen Sie, vermehrt komplexe Kohlenhydrate in Ihre Ernährung zu integrieren, davon bleiben Sie länger satt. Sättigende Kohlenhydrate sind *unter anderem* Bohnen, Linsen, Quinoa, Kichererbsen, Haferflocken und Kartoffeln.

- Greifen Sie anstatt Weißmehlprodukten eher zur Alternative aus Vollkorn, denn in der Schale von Getreide stecken die meisten Mineralien und Nährstoffe. Die Typen-Angabe auf Mehlen gibt Ihnen außerdem den Nährstoffgehalt an, beispielsweise steht Weizenmehl „Typ 405" für nur 405 mg Mineralien auf 100 Gramm Mehl. Weißmehl gilt als entzündungsfördernd, das kann gerade beim PCOS zu einer Verschlimmerung der Symptome führen.

- Die richtige Balance an Gemüse, Proteinen und Kohlenhydraten ist sehr wichtig, um den Körper optimal mit den wichtigen Makronährstoffen zu versorgen – beim Abnehmen hilft das natürlich auch. Probieren Sie daher mal aus, die Mahlzeiten nach dem Tellerprinzip auszurichten (50 % Gemüse, 30 % Eiweiß, 20 % Kohlenhydrate). Durch eine Gewichtsreduktion verbessern sich die Symptome des PCOS nachweislich – das lohnt sich also doppelt.

- Omega-3-Fettsäuren sind echte Alleskönner, sie haben nachweislich eine starke gesundheitsfördernde Wirkung und sollten in der Ernährung nicht vernachlässigt werden – leider ist das bei vielen Menschen der Fall. Nutzen Sie daher hochwertige Omega-3-Quellen so oft es nur geht. Omega-3-haltig sind zum Beispiel Leinöl (nicht erhitzen!), Olivenöl (darf erhitzt werden) und fettige Fischsorten (zum Beispiel Wildlachs und Hering).

- Auch Omega-6-Fettsäuren sind sehr wichtig für den Körper, in zu hohem Maße schaden sie dem Körper jedoch. Optimal wäre ein Verhältnis von 5:1 (Omega-6 : Omega-3) oder sogar weniger, viele Menschen weisen jedoch ein Verhältnis von 20:1 oder schlechter auf. Erhöhen Sie deswegen die Omega-3-Fettsäuren und nehmen Sie gleichzeitig weniger Omega-6-Fettsäuren ein, um ein besseres Verhältnis zu erreichen. Omega-6-haltige Öle (die deswegen vermieden werden sollten) sind *unter anderem*: Distelöl, Sonnenblumenöl, Butter und Margarine. Omega-6-Fettsäuren wirken nämlich entzündlich und können in zu hohem Maße beim PCO-Syndrom daher schaden.

- Achten Sie darauf, etwa 2-3 Liter Wasser am Tag zu trinken, am besten Leitungswasser, um den BPA-Gehalt im Körper möglichst gering zu halten.

- Die richtige Verteilung von Makronährstoffen in der Ernährung ist wichtig für die Gesundheit, sättigt und hilft beim Abnehmen. Durch verschiedene Apps können Sie den jeweiligen Gehalt von Kohlenhydraten, Proteinen und Fetten tracken. Mit der Zeit werden Sie auch ein Gefühl dafür entwickeln und können Ihren Körper so ohne viel Aufwand optimal mit Nährstoffen versorgen.

- Speisesalz erhöht den Blutdruck, daher wird empfohlen, nicht mehr als 6 Gramm Salz täglich zu essen. Menschen, die bereits einen erhöhten Blutdruck haben, sollten sogar nicht mehr als 5 Gramm täglich zu sich nehmen. Das bedeutet natürlich nicht, dass Sie Ihr Essen von nun an nicht mehr würzen dürfen. Seien Sie am besten einfach vorsichtig bei sehr salzhaltigen Lebensmitteln, zum Beispiel Wurst und Aufschnitt, Käse und Fertiggerichte.

- Versuchen Sie, nicht mehr als 3-mal in der Woche Fleisch oder Fisch (auch dazu zählen Wurst und Aufschnitt) zu essen.

- Um Unverträglichkeiten gegenüber bestimmten Nahrungsmitteln und daraus resultierende Entzündungsreaktionen zu erkennen und vorzubeugen, können Sie versuchen, für 6 Wochen keinen industriellen Zucker, kein Gluten und keine Milchprodukte zu essen. Geben Sie Ihrem Körper die Chance, sich zu erholen, und wagen Sie einen „Neustart“.

... Sport und Bewegung:

• An zwei bis drei Tagen in der Woche Sport zu machen, hilft Ihrem Körper dabei, den Insulinspiegel zu senken. Gleichzeitig unterstützen Sie ihn dabei, Gewicht zu verlieren. Für das PCO-Syndrom ist regelmäßiger Sport daher unerlässlich.

• An Tagen, an denen Sie keinen Sport machen, können Sie durch verschiedene kleine „Ziele" für mehr Bewegung sorgen. Dazu zählt zum Beispiel, ein Tagesziel von 10.000 Schritten zu erreichen, die Treppe anstatt des Aufzuges zu nehmen oder mit dem Fahrrad zur Arbeit, zum Supermarkt oder Ähnliches zu fahren.

• Finden Sie heraus, welche Dinge Sie am Sport hindern, und suchen Sie aktiv Lösungen für diese Probleme. Dabei hilft es unter anderem ungemein, wenn der Sport direkt mit in die Wochenplanung integriert wird.

... Gesundheit & Lifestyle:

• Ein Großteil der Menschen in Deutschland leidet unter einem Mangel an Vitamin D, Frauen mit PCOS sind von einem Mangel besonders stark betroffen. Substituieren Sie daher unbedingt Vitamin D, damit das Vitamin D vom Körper auch optimal aufgenommen werden kann, sollten Sie zusätzlich Vitamin K2 und Magnesium einnehmen (viele Hersteller bieten direkt praktische Kombipräparate an).

• Um Sport, gesunde Ernährung und alles Weitere unter einen Hut zu bekommen, hilft es, die anstehende Woche vorher zu planen und beispielsweise für den Sport direkt bestimmte Zeitfenster zu blocken. Auch bei der Ernährung macht es Sinn, die Mahlzeiten der kommenden Woche zu planen, um Zeit zu sparen. Nutzen Sie dafür gerne den 21-Tage-Plan.

• Unter den Symptomen des PCOS leidet nicht nur der Körper, sondern auch die Psyche. Nehmen Sie sich Zeit, um auch für mentale Gesundheit zu sorgen. Dabei können Yoga, Pilates und auch Meditationen hilfreich sein.

• Nehmen Sie sich Zeit beim Einkaufen und gehen Sie nicht hungrig in den Supermarkt. Eine gesunde Ernährung setzt sich aus gesunden Lebensmitteln zusammen, vor allem anfangs bedarf es Zeit, diese in der Vielzahl von Produkten zu finden. Nach einer Weile lernen Sie dann nach und nach die richtigen Lebensmittel kennen – so geht auch das Einkaufen schneller.

- Alkohol und Nikotin sind Gifte für den Körper, versuchen Sie, den Konsum weitestgehend einzuschränken – das gilt sowohl für Frauen mit PCOS als auch für „gesunde" Frauen. Besonders Alkohol lässt den Blutzucker in die Höhe schießen und hat nebenbei auch noch viele Kalorien, sodass das Abnehmen erschwert wird.

- Nahrungs*ergänzungs*mittel können hilfreich für den Körper sein, jedoch sollten sie auch nur *ergänzend* eingesetzt werden. Die Basis der PCO-Therapie bildet eine gesunde Lebensweise, das kann durch Nahrungsergänzungsmittel keinesfalls ersetzt werden. Alles, was durch gute Ernährung und ausreichende Bewegung nicht „aufgefangen" werden kann, dürfen dann die Nahrungsergänzungsmittel übernehmen.

Durchstarten mit PCOS!

Nun haben Sie die optimalen Bedingungen und „Werkzeuge", um ihre gesundheitliche Situation zu verbessern. Der Schlüssel zur Behandlung des PCOS liegt nicht darin, möglichst viele Tipps und Hinweise in kurzer Zeit umzusetzen. Unser Körper braucht Zeit, um sich an Dinge zu gewöhnen und alte Gewohnheiten abzulegen. So kann eine Krankheit, die schon viele Monate, vielleicht auch Jahre, vorliegt, nicht in wenigen Wochen behandelt werden. Hier braucht es vor allem einen langen Atem und Durchhaltevermögen. Um sich weiter zu motivieren, kann es auch helfen, sich mit anderen Betroffenen auszutauschen über Sorgen, Ängste, aber auch über eine Menge an Erfolgserlebnissen.

Heilen kann man das PCO-Syndrom nach aktuellem Stand zwar nicht, jedoch können Sie durch eine gesunde Lebensweise alle Symptome auf das Minimum reduzieren – ab jetzt geht es nur noch bergauf!

Bonus: 50 Rezepte

für eine gesunde Lebensweise beim PCO-Syndrom – für mehr Hormongesundheit

Frühstück

PORRIDGE MIT LEINSAMEN UND FRÜCHTEN

Nährwerte p. P.: 0 kcal, 47 g Kohlenhydrate, 20 g Fett, 15 g Eiweiß

Portionen: 1

Dauer: 10 Min.

Schwierigkeitsgrad: Leicht

Zutaten:

25 g Leinsamen
25 g Haferflocken
250 ml pflanzliche Milch oder Kuhmilch
1 Priese Zimt
Obst nach Wahl (am besten zuckerarm, zum Beispiel Erdbeeren, Blaubeeren, Himbeeren, Pflaumen, Pfirsiche etc.)
1 Handvoll Beeren
Nussmus (zum Beispiel Erdnuss-, Mandel- oder Cashewmus)
Nüsse nach Wahl

Zubereitung:

1. Haferflocken, Leinsamen und Milch in einem Topf erwärmen. Etwa 5 min quellen lassen.
2. Frisches Obst hinzufügen. Mit Nussmus garnieren und verfeinern.

AVOCADOSTULLE MIT POCHIERTEM EI

Nährwerte p. P.: 300 kcal, 20 g Kohlenhydrate, 19 g Fett, 13 g Eiweiß

Portionen: 1

Dauer: 15 Min.

Schwierigkeitsgrad: Mittel

Zutaten:
Zwei Scheiben Brot (am besten Vollkorn)
Eine reife Avocado
1 EL Joghurt
Saft einer halben Zitrone
2 Eier
Etwas Essig
Salz, Pfeffer

Optional:
frische Gartenkräuter, etwas Chili

Zubereitung:

1. Das Brot toasten.
2. Das Ei pochieren – dafür zu heißem (nicht kochendem) Wasser einen Esslöffel Essig geben. Nun das Ei aufschlagen und in eine Schüssel geben. Mit einem Löffel durch Umrühren einen „Strudel" im Topf erzeugen und das Ei schnell in die Mitte geben. Nach etwa zwei Minuten kann das pochierte Ei herausgenommen werden.
3. Die Avocado halbieren und den Kern entfernen. Dann das Fleisch auslöffeln und in eine Schüssel geben. Avocado mit Joghurt, Salz, Pfeffer und Zitronensaft vermischen.
4. Die Avocadocreme auf dem Brot verteilen, das Ei darübergeben und mit Kräutern oder Chili garnieren.

SMOOTHIEBOWL MIT BUNTEM OBST

Nährwerte p. P.: 368 kcal, 30 g Kohlenhydrate, 21 g Fett, 17 g Eiweiß

Portionen: 1

Dauer: 20 Min.

Schwierigkeitsgrad: Leicht

Zutaten:

Eine halbe Banane
100 Gramm Mango
75 Gramm Beeren (Heidelbeere, Erdbeeren oder Blaubeeren eignen sich besonders)
Eine Dattel, alternativ 1 TL Agavendicksaft
50 ml Milch (pflanzliche Milch oder Kuhmilch)
1 EL Chiasamen oder Leinsamen
Toppings (zum Beispiel Nüsse, Kakaonibs, Kokoschips, Haferflocken – alles, was gut schmeckt, am besten protein- und ballaststoffreich, damit das Frühstück länger satt hält)

Zubereitung:

1. Zuerst werden die Banane, die Mango, die Beeren und die Dattel (oder ein alternatives Süßungsmittel) zusammen mit der Milch im Mixer püriert.
2. Den Smoothie in eine Schüssel umfüllen.
3. Nun können die Chia- oder Leinsamen hinzugegeben werden, Chiasamen sollten am besten 10-15 Minuten quellen gelassen werden.
4. Zuletzt werden Toppings nach Wahl auf dem Teller verteilt.

HIGH-PROTEIN-PORRIDGE OHNE HAFERFLOCKEN

Nährwerte p. P.: 510 kcal, 60 g Kohlenhydrate, 23 g Fett, 20 g Eiweiß

Portionen: 1

Dauer: 20 Min.

Schwierigkeitsgrad: Leicht

Zutaten:

1 reife Banane
30 Gramm Amaranth
20 Gramm Chiasamen
20 Gramm Leinsamen
1,5 EL Backkakao
200 ml Wasser oder pflanzliche Milch
100 Gramm Beeren, tiefgekühlt oder frisch
2 EL gehackte Mandeln (Topping)
2 EL Kokosraspel (Topping)

Zubereitung:

1. In einer Schüssel werden zunächst die trockenen Zutaten (ausgenommen der Toppings) gemischt, mit kochendem Wasser übergossen und umgerührt. Abgedeckt mit einem Teller kann die Mischung nun für etwa 15 Minuten ziehen.
2. Nachdem der Amaranth weich geworden ist, kann er mit der Banane, den Beeren und beliebigen Toppings verzehrt werden.

HERZHAFTES RÜHREI

Nährwerte p. P.: 303 kcal, 3 g Kohlenhydrate, 27 g Fett, 19 g Eiweiß

Portionen: 1

Dauer: 10 Min.

Schwierigkeitsgrad: Leicht

Zutaten:

2 Eier
3 EL Milch (pflanzliche Milch oder Kuhmilch)
Frische Petersilie
Eine halbe Tomate
Eine halbe Kugel Mozzarella
1 EL Olivenöl
Salz, Pfeffer

Zubereitung:

1. Die Eier zunächst mit der Milch verquirlen und in einer Pfanne braten, bis die Masse stockt.
2. Währenddessen die Tomate waschen, den Strunk entfernen und in kleine Würfel schneiden, den Mozzarella ebenfalls in kleine Würfel schneiden.
3. Wenn das Rührei gestockt ist, kann es mit Salz und Pfeffer gewürzt werden.
4. Auf einem Teller werden über das Rührei dann die Tomaten- und Mozzarellawürfel und etwas frische Petersilie gegeben.

Brote & Brotaufstriche

WÜRZIGER PAPRIKA-CASHEW-AUFSTRICH

Nährwerte p. P.: 115 kcal, 7 g Kohlenhydrate, 9 g Fett, 2 g Eiweiß

Portionen: 4

Dauer: 5 Min.

Schwierigkeitsgrad: Leicht

Zutaten:

2 EL Olivenöl
1-2 Knoblauchzehen
2 Paprikas (am besten rote)
60 Gramm Cashews
1 TL süßes Paprikapulver
Salz, Pfeffer
Etwas frische Petersilie

Zubereitung:

1. Zuerst werden Zwiebeln und Knoblauch geschält und gehackt. Beides wird in eine Pfanne gegeben und mit etwas Öl für 3-4 Minuten angedünstet.
2. Währenddessen kann die Paprika gewaschen, geschnitten und für weitere 10 Minuten in der Pfanne bei geschlossenem Deckel gegart werden, die Cashews kommen ebenfalls in die Pfanne.
3. Der Pfanneninhalt kann zusammen mit 1 EL Olivenöl in einen Mixer gegeben und püriert werden, sodass eine feine Masse entsteht.
4. Am Ende wird der Aufstrich mit Salz, Pfeffer, Paprikapulver und frischer Petersilie abgeschmeckt.

BANANENBROT MIT MANDELN UND HIMBEEREN

Nährwerte p. P.: 281 kcal, 18 g Kohlenhydrate, 18 g Fett, 10 g Eiweiß

Portionen: 4

Dauer: 1 Std. 15 Min.

Schwierigkeitsgrad: Leicht

Zutaten:

3 Eier
100 g Kokosöl
5 EL Honig
170 g Mandelmehl (alternativ normales Mehl)
50 g Kokosraspel
60 g Chiasamen oder Leinsamen
3 TL Backpulver
100 g Himbeeren
2 Bananen (am besten sehr reife und braune)
2 EL Apfelmus
20 Gramm Mandeln
Etwas Salz

Zubereitung:

1. Den Backofen auf etwa 170 °C aufheizen.
2. Eine Form mit etwas Kokosöl einfetten oder mit Backpapier auslegen. Mandeln hacken.
3. Nun die Eier mit dem Kokosöl und dem Honig zu einer cremigen Masse verrühren. (Mandel)mehl, Mandeln, Chiasamen, Backpulver und eine Prise Salz dazugeben und vermischen.
4. Bananen und Apfelmus ebenfalls in einer anderen Schüssel zuerst pürieren oder zerdrücken (abhängig vom Reifegrad der Bananen) und zum Rest der Mischung hinzugeben.
5. Den Teig nun in die gefettete Backform geben und für 60-70 Minuten backen (sollte das Bananenbrot zu dunkel werden, kann es mit Alufolie abgedeckt werden).

SCHNELLES MÖHREN-KÖRNER-BROT

Nährwerte p. P.: 270 kcal, 35 g Kohlenhydrate, 10 g Fett, 9 g Eiweiß

Portionen: 1 Brot

Dauer: 1 Std.

Schwierigkeitsgrad: Leicht

Zutaten:

300 Gramm Dinkelmehl (Vollkorn)
60 Gramm Roggenmehl (Vollkorn)
90 Gramm Haferflocken
70 Gramm Möhre
50 Gramm Kürbiskerne
40 Gramm Walnüsse
40 Gramm Haselnüsse
30 Gramm Sesam
1 Packung Hefe
Eine Prise Zucker
1 EL Olivenöl
1 TL Salz
350 ml warmes Wasser

Zubereitung:

1. Zuerst werden die Kürbiskerne sowie Walnüsse und Haselnüsse gehackt und in eine große Schüssel umgefüllt. In die Schüssel kommen ebenfalls Sesam, Dinkelmehl, Roggenmehl, Haferflocken, Hefe, Salz und eine Prise Zucker (damit die Hefe besser aufgeht). Die Zutaten werden gut vermischt.
2. Die Möhren werden geschält, fein gerieben und ebenfalls zu dem Teig gegeben.
3. In den Teig kommen nun noch Olivenöl und das warme Wasser, der Teig kann mit einem Rührgerät jetzt etwa 4-5 Minuten geknetet werden.
4. Eine Backform wird nun eingefettet, dann kann der Teig hineingegeben werden. Damit das Brot besser aufgeht, kann es der Länge nach 1-2 cm tief eingeschnitten werden und nach Belieben mit weiteren Körnern bestreut werden.
5. Bei etwa 170 °C wird das Brot nun für 50-60 Minuten gebacken.

HERZHAFTER LINSEN-CURRY-BROTAUFSTRICH

Nährwerte p. P.: 126 kcal, 15 g Kohlenhydrate, 5 g Fett, 6 g Eiweiß

Portionen: 4

Dauer: 20 Min.

Schwierigkeitsgrad: Leicht

Zutaten:

1-2 TL Olivenöl
eine halbe Zwiebel
eine kleine Knoblauchzehe
80 Gramm eingeweichte rote Linsen
150 ml Gemüsebrühe
½ TL Kreuzkümmel
1 EL Zitronensaft
1 TL Currypulver
Etwas Petersilie
Salz, Pfeffer

Zubereitung:

1. Zuerst die Zwiebel und die Knoblauchzehe sehr fein hacken und mit etwas Öl für 3-4 Minuten andünsten.
2. Währenddessen die Linsen waschen und mit in den Topf geben. Die Linsen nun mit der Gemüsebrühe ablöschen und kochen, bis sie weich sind und das Wasser aufgesogen haben (etwa 15 Minuten).
3. Nun die restlichen Zutaten (Kreuzkümmel, Zitronensaft, Currypulver, frische Petersilie, Salz und Pfeffer) hinzufügen und mit einem Mixer pürieren. Nochmals abschmecken und nach Bedarf mit Wasser oder Gemüsebrühe die Konsistenz anpassen.
4. Luftdicht verschlossen und kühl gelagert hält sich der Brotaufstrich für etwa 3-4 Tage im Kühlschrank.

Salate

RUCOLA-BALSAMICO-SALAT MIT KÜRBISGNOCCHI

Nährwerte p. P.: 525 kcal, 75 g Kohlenhydrate, 12 g Fett, 16 g Eiweiß

Portionen: 4
Dauer: 40 Min.
Schwierigkeitsgrad: Mittel

Zutaten:
400 g Kürbis (mit essbaren Kernen, zum Beispiel Hokkaido-, Muskat- oder Butternutkürbis)
400 g mehlige Kartoffeln
300 g Mehl
Prise Muskat
Salz, Pfeffer
500 g Rucola
300 g Tomaten
Balsamicoessig
Etwas Öl

Zubereitung:
1. Den Kürbis in grobe Stücke würfeln und die Kerne entfernen (aufbewahren!). Den Kürbis auf einem Backblech für etwa 30 Minuten bei 200 °C backen. Kürbiskerne waschen, salzen und ebenfalls im Backofen rösten, bis sie knusprig sind. Die Kartoffeln mit Schale kochen, bis sie weich sind (etwa 20 Minuten). Kartoffeln pellen und zerstampfen.
2. Fruchtfleisch des Kürbisses mit einem Löffel herausnehmen und zerstampfen oder pürieren. Kürbis, Mehl, Kartoffeln, Muskat und Salz vermengen. Der Teig ist recht klebrig, daher nicht kneten, sondern rollen (mit viel Mehl an den Händen). Den Teig zu einer langen Rolle ausrollen.
3. Mit einem Messer daumengroße Portionen abteilen. *Optional: Mit einer Gabel andrücken, sodass die typische Gnocchi-Form entsteht.*
4. Für 3-5 Minuten in heißem und gesalzenem Wasser kochen oder in der Pfanne mit etwas Öl rasch anbraten. Rucola und Tomaten waschen und auf einem Teller verteilen. Gnocchi und Kürbiskerne darübergeben. Mit Öl, Balsamico, Salz und Pfeffer würzen.

PFIRSICH-SALAT MIT PINIENKERNEN UND HONIG-BALSAMICO-DRESSING

Nährwerte p. P.: 410 kcal, 22 g Kohlenhydrate, 21 g Fett, 28 g Eiweiß

Portionen: 4

Dauer: 20 Min.

Schwierigkeitsgrad: Leicht

Zutaten:

Für den Salat:
40 Gramm Pinienkerne
200 Gramm Salat nach Wahl
4 Pfirsiche
200 Gramm Cherry-Tomaten
4 Kugeln Mozzarella
Frisches Basilikum

Für das Dressing:
4 TL Balsamico
1 TL Honig
4 TL Olivenöl
Salz, Pfeffer

Zubereitung:

1. Zuerst die Pinienkerne in einer Pfanne ohne Öl rösten. Währenddessen die Zutaten für das Dressing vermischen (das Öl zuletzt hinzugeben, damit sich das Salz in Balsamico und Honig auflösen kann) und das Dressing beiseite stellen.
2. Den Salat waschen und in eine Schüssel geben.
3. Die Pfirsiche waschen, halbieren, den Kern entfernen und in etwa 1 cm dicke Scheiben schneiden (optional: wer mag, kann die Pfirsiche auch für wenige Minuten auf den Grill legen oder in einer Pfanne scharf in Olivenöl anbraten).
4. Die Tomaten waschen und halbieren, den Mozzarella in Würfel schneiden oder zerrupfen. Alle Zutaten vermengen, das Dressing hinzugeben und mit den Pinienkernen und dem Basilikum garnieren.

GRIECHISCHER BAUERNSALAT

Nährwerte p. P.: 320 kcal, 18 g Kohlenhydrate, 24 g Fett, 10 g Eiweiß

Portionen: 4

Dauer: 15 Min.

Schwierigkeitsgrad: Leicht

Zutaten:

1 Gurke
2 Paprikas
500 Gramm Tomaten
1 rote Zwiebel
80 Gramm entsteinte Oliven (grün oder schwarz)
200 Gramm Feta
2 EL Olivenöl
2 EL Leinöl
1 EL Apfelessig
2 EL Zitronensaft
1 Knoblauchzehe
1 TL Oregano
Salz, Pfeffer
Optional: etwas Agavendicksaft

Zubereitung:

1. Die Gurke wird zuerst gewaschen, halbiert und in Scheiben geschnitten. Die Paprikas werden in Streifen geschnitten und die Tomaten werden geviertelt. Außerdem werden die roten Zwiebeln in Ringe geschnitten. Alles wird in eine große Salatschüssel gegeben.
2. Der Feta wird in kleine Stücke gebrochen und die Oliven werden halbiert, beides kommt ebenfalls in die Salatschüssel.
3. Für das Dressing wird der Knoblauch fein gehackt und in eine kleine separate Schüssel gegeben. Dazu kommen Olivenöl, Leinöl, Essig, Salz, Pfeffer, Zitronensaft und Oregano (optional auch ein Süßungsmittel).
4. Das Dressing wird nun vermischt und über den Salat gegeben.

Suppen

BROKKOLICREMESUPPE

Nährwerte p. P.: 150 kcal, 40 g Kohlenhydrate, 10 g Fett, 8 g Eiweiß

Portionen: 4

Dauer: 30 Min.

Schwierigkeitsgrad: Leicht

Zutaten:

500 g Brokkoli
2 Schalotten
2 Knoblauchzehen
1 EL Öl
400 ml Wasser
200 ml Kuhmilch oder pflanzliche Milch
1 Becher Creme Vega / Crème fraîche
Ein wenig Zitronensaft
Salz, Pfeffer
1 TL Paprikapulver, edelsüß
Chiliflocken

Zubereitung:

1. Brokkoli waschen und kleinschneiden. Zwiebel und Knoblauch würfeln, in Öl anbraten. Brokkoli in die Pfanne geben.
2. Wasser und Milch ebenfalls in den Topf geben und aufkochen. Etwa 15 Minuten köcheln lassen, bis der Brokkoli gar ist.
3. Mit einem Pürierstab pürieren, bis alles glatt ist (wer es etwas sämiger mag, kann auch vorher aufhören). Crème fraîche/Vega unterrühren.
4. Mit Salz, Pfeffer, Chiliflocken und dem Zitronensaft abschmecken.

KARTOFFELSUPPE MIT SELLERIE, LAUCH UND MÖHREN

Nährwerte p. P.: 380 kcal, 50 g Kohlenhydrate, 12 g Fett, 10 g Eiweiß

Portionen: 4
Dauer: 40 Min.
Schwierigkeitsgrad: Leicht

Zutaten:
1 kg Kartoffeln
200 Gramm Sellerie
200 Gramm Möhren
120 Gramm Lauch
Eine Zwiebel
1,5 Liter Gemüsebrühe
40 Gramm Crème fraîche
1 EL Zitronensaft
Salz, Pfeffer
30 Gramm Majoran
30 Gramm Petersilie
Etwas Muskatnuss

Zubereitung:

1. Die Kartoffeln schälen und in grobe Stücke schneiden. Den Sellerie, den Lauch, die Zwiebeln und die Möhren waschen, schälen und in kleine Würfel schneiden. Ein Viertel des Gemüses beiseitestellen.
2. Die restlichen Dreiviertel des Gemüses zusammen mit den Kartoffeln in einen großen Topf geben und zusammen mit der Gemüsebrühe aufkochen. Den Majoran waschen und als ganzen Bund mitkochen (wird später entfernt). Das Gemüse für etwa 20 Minuten kochen, bis es gar ist.
3. Währenddessen das übrige Gemüse in einer Pfanne mit etwas Butter anbraten (das wird später die Einlage). Wenn das Gemüse gar ist, kann der Majoran entfernt werden und die Suppe wird püriert.
4. Die Crème fraîche hinzufügen und die Suppe mit Salz, Pfeffer, Muskatnuss und Zitronensaft abschmecken. Zuletzt das angebratene Gemüse hinzugeben.

KÜRBISSUPPE

Nährwerte p. P.: 428 kcal, 57 g Kohlenhydrate, 14 g Fett, 12 g Eiweiß

Portionen: 4

Dauer: 40 Min.

Schwierigkeitsgrad: Leicht

Zutaten:

1 Kürbis (zum Beispiel Hokkaido oder Muskat)
2 große Kartoffeln
2 kleine Zwiebeln
2 Knoblauchzehen
2 EL Olivenöl
1 Liter Gemüsebrühe
Ein halber Bund Petersilie
100 ml Milch (Pflanzenmilch oder Kuhmilch)
Salz, Pfeffer
Muskatnuss

Zubereitung:

1. Den Kürbis zunächst waschen, halbieren und den Strunk entfernen (evtl. noch schälen, je nach Kürbissorte). Dann in Würfel schneiden (je kleiner, desto schneller werden sie gar).
2. Die Kartoffeln sowie Zwiebeln und Knoblauch schälen und würfeln. In einem großen Topf können nun Zwiebeln, Knoblauch, Kartoffeln und der Kürbis für etwa 5 Minuten mit Olivenöl scharf angebraten werden.
3. Das Gemüse kann dann mit der Gemüsebrühe abgelöscht, aufgekocht und auf niedriger Hitze für weitere 20 Minuten gekocht werden.
4. Währenddessen kann die Petersilie gewaschen und fein gehackt werden.
5. Wenn der Kürbis und die Kartoffeln gar sind, kann die Suppe püriert werden. Zum Schluss kann die Milch sowie die Petersilie hinzugefügt werden und die Suppe wird mit Salz, Pfeffer und Muskatnuss abgeschmeckt.

Hauptspeisen mit Fisch

LACHS-WRAPS MIT KRESSE UND EI

Nährwerte p. P.: 325 kcal, 22 g Kohlenhydrate, 13 g Fett, 29 g Eiweiß

Portionen: 4

Dauer: 25 Min.

Schwierigkeitsgrad: Leicht

Zutaten:

200 Gramm geräucherter Wildlachs
4 Vollkornwraps
4 Eier
3 Frühlingszwiebeln
1 Bio-Zitrone
300 Gramm körniger Frischkäse
Salz, Pfeffer

Zubereitung:

1. In einem Topf werden zuerst die vier Eier für etwa 8 Minuten hart gekocht, danach abgeschreckt und gewürfelt.
2. Währenddessen können die Frühlingszwiebeln gewaschen und in feine Ringe geschnitten werden, dann wird die Kresse ebenfalls gewaschen und grob gehackt.
3. Frühlingszwiebeln und Kresse werden zusammen mit Salz, Pfeffer und dem körnigen Frischkäse verrührt. Zu der Mischung wird ebenfalls der Abrieb einer Bio-Zitrone gegeben.
4. Nun können die Wraps mit der Frischkäse-Masse, dem Lachs und den gewürfelten Eiern befüllt und ausgerollt werden.

SEELACHSFILET MIT MANDELN

Nährwerte p. P.: 520 kcal, 41 g Kohlenhydrate, 18 g Fett, 42 g Eiweiß

Portionen: 4

Dauer: 30 Min.

Schwierigkeitsgrad: Leicht

Zutaten:

2 kleine Romanesco
80 Gramm grüne Oliven (entsteint)
2 große Zwiebeln
2 Knoblauchzehen
600 Gramm Seelachsfilet
40 Gramm Mandeln
4 Stiele Majoran
1 Zitrone
2 EL Olivenöl
Salz, Pfeffer

Zubereitung:

1. Den Romanesco zunächst waschen und in kleine Röschen teilen. Die entsteinten Oliven grob hacken, Zwiebeln und Knoblauch schälen und fein würfeln.
2. Den Seelachs trocken tupfen und in etwa 3-4 cm große Stückchen schneiden. Die Mandeln grob hacken und den Majoran waschen sowie kleinschneiden.
3. Nun den Romanesco mit etwas Öl in einer heißen Pfanne anbraten für etwa 3-4 Minuten, danach Mandeln, Zwiebeln und Knoblauch hinzugeben und weitere 2 Minuten braten.
4. Den Seelachs und die Oliven in die Pfanne geben und für 7 Minuten bei mittlerer Hitze anbraten. Zum Schluss mit etwas Zitronensaft ablöschen, salzen, pfeffern und mit noch etwas Majoran dekorieren.

Tipp: Wer etwas mehr Kohlenhydrate möchte, kann das Gericht gerne mit Rosmarinkartoffeln aus dem Ofen kombinieren.

LIBANESISCHES TABOULÉ MIT WILDLACHS

Nährwerte p. P.: 370 kcal, 36 g Kohlenhydrate, 14 g Fett, 22 g Eiweiß

Portionen: 4

Dauer: 20 Min.

Schwierigkeitsgrad: Leicht

Zutaten:

300 Gramm geräucherter Wildlachs
400 Gramm Radieschen
Eine halbe Gurke
4 Lauchzwiebeln
40 Gramm frischer Ingwer
3 Bio-Limetten
8 EL Bulgur
Je 4 Messerspitzen Dill, Kurkuma, Minze
4 TL Olivenöl
4 TL Sojasoße
2 TL Sesam
Frische Chili
Salz, schwarzer Pfeffer

Zubereitung:

1. Zuerst den Bulgur mit den trockenen Gewürzen vermischen und in einer Schüssel heißes Wasser hinzugeben, dann den Bulgur etwa 10 Minuten quellen lassen.
2. Ingwer schälen und kleinhacken, die Lauchzwiebeln in Ringe schneiden, die Radieschen halbieren oder vierteln und den Lachs in grobe Würfel schneiden. Die Gurke in halbe Scheiben schneiden, Chili entkernen und fein hacken, dann die Limette abreiben und auspressen.
3. Den Bulgur mit einer Gabel etwas auflockern, nun Ingwer, Lauchzwiebeln, Lachs, Radieschen, Gurke und den Abrieb und den Saft der Limette hinzugeben. Zuletzt Olivenöl, Sojasoße, Chili, Salz, Pfeffer und Sesam (optional: den Sesam vorher ohne Öl in einer Pfanne anrösten) zur Taboulé hinzufügen.

HERING MIT KNUSPRIGEN KARTOFFELN UND SPARGELSALAT

Nährwerte p. P.: 540 kcal, 35 g Kohlenhydrate, 31 g Fett, 30 g Eiweiß

Portionen: 4

Dauer: 45 Min.

Schwierigkeitsgrad: Leicht

Zutaten:

1,5 kg festkochende Kartoffeln
Meersalz
800 Gramm grüner Spargel
2 EL Olivenöl
2 EL Balsamicoessig
4 TL Pinienkerne
6 Stiele Kerbel
16 Heringsfilets (à 50 g)
6 EL Mehl
Salz, Pfeffer

Zubereitung:

1. Zuerst die Kartoffeln schälen, dann würfeln und für etwa 5 Minuten in kaltes Wasser legen. Danach Olivenöl in die Pfanne geben und die abgetropften Kartoffeln für etwa 35 Minuten mit geschlossenem Deckel anbraten, bis sie knusprig sind.
2. Die Pinienkerne in einer Pfanne ohne Öl anrösten. Während die Kartoffeln kochen, kann der Spargel gewaschen und in etwa 3 cm lange Stücke geschnitten werden. Nun wird er für etwa 4 Minuten in gesalzenem Wasser blanchiert.
3. Wenn der Spargel gar ist, kann er mit Olivenöl und dem Balsamico beträufelt werden. Anschließend mit Salz und Pfeffer abschmecken und die gerösteten Pinienkerne sowie den abgezupften Kerbel dazugeben.
4. Nun können die Heringsfilets gesalzen und gepfeffert werden, dann werden sie in Mehl gewendet und mit Olivenöl goldbraun in einer Pfanne angebraten.
5. Nun können die knusprigen Kartoffeln zusammen mit dem Hering und dem Spargel serviert werden.

LACHS MIT TERIYAKI-SOSSE

Nährwerte p. P.: 490 kcal, 47 g Kohlenhydrate, 17 g Fett, 33 g Eiweiß

Portionen: 4

Dauer: 1 Std.

Schwierigkeitsgrad: Leicht

Zutaten:

500 Gramm Wildlachs
2 EL Olivenöl
200 Gramm Reis (am besten brauner Reis)
500 Gramm Brokkoli
2 TL Sesamkörner
4 Frühlingszwiebeln
2 Knoblauchzehen
1 cm frischer Ingwer
8 EL Sesamöl
8 EL Sojasoße
2 EL Essig (Reisessig oder Apfelessig)
1 TL Agavendicksaft
100 ml Wasser

Zubereitung:

1. Für die Marinade zuerst den Knoblauch schälen und fein pressen, den Ingwer ebenfalls schälen und fein hacken oder reiben. In einer großen Schüssel Sesamöl, Sojasoße, Apfelessig oder Reisessig und Agavendicksaft verrühren. Dann den Ingwer sowie den Knoblauch hinzugeben und mit dem Wasser aufgießen. Den Lachs in die Marinade geben und abgedeckt etwa 30 Minuten ziehen lassen (noch besser über Nacht).
2. Währenddessen kann der Reis nach Packungsangabe gegart werden und der Brokkoli kann in gesalzenem Wasser für 4 Minuten bissfest gekocht werden. Frühlingszwiebeln waschen, in feine Ringe schneiden und zur Seite stellen. Den Lachs aus der Marinade nehmen (diese nicht verwerfen!).
3. In einer Pfanne wird nun Olivenöl erhitzt und der marinierte Lachs kann von beiden Seiten knusprig angebraten werden. Wenn der Lachs gar ist, kann er mit der Teriyaki-Soße abgelöscht werden, diese kann für etwa 2-3 Minuten auf niedriger Stufe eindicken.
4. Auf einem Teller Reis, Brokkoli und den Teriyaki-Lachs anrichten. Zum Schluss noch mit ein paar Frühlingszwiebeln und dem Sesam bestreuen.

Hauptspeisen mit Fleisch

KLASSISCHES HÜHNERFRIKASSEE

Nährwerte p. P.: 310 kcal, 17 g Kohlenhydrate, 10 g Fett, 39 g Eiweiß

Portionen: 4

Dauer: 45 Min.

Schwierigkeitsgrad: Leicht

Zutaten:

600 Gramm Hähnchen
300 Gramm Möhren
250 Gramm Champignons
150 Gramm Erbsen
3 EL Olivenöl
1-2 EL Stärke
600 ml Hühnerbrühe oder Gemüsebrühe
Salz, Pfeffer
Etwas Zitronensaft
1 TL Sojasoße

Zubereitung:

1. Zunächst wird das Hähnchen in mundgerechte Stücke geschnitten, dann werden die Möhren geschält und gewürfelt, die Champignons werden geputzt und in Scheiben geschnitten.
2. Die Brühe wird in einem Topf erhitzt und das Gemüse sowie das Hähnchen können hinzugegeben und einmal aufgekocht werden. Bei mittlerer Hitze kann die Brühe nun für etwa 10 Minuten köcheln.
3. Nun kann Stärke mit etwas kaltem Wasser gemischt und in die Brühe gegeben werden, sodass sie andickt. Das Frikassee wird nun mit Salz, Pfeffer, Zitronensaft und Sojasoße abgeschmeckt und kann zusammen mit braunem Reis, Kartoffeln oder anderen Beilagen serviert werden.

HÄHNCHEN MIT CASHEWKRUSTE AUF MANGOLDSALAT

Nährwerte p. P.: 390 kcal, 11 g Kohlenhydrate, 14 g Fett, 51 g Eiweiß

Portionen: 4

Dauer: 35 Min.

Schwierigkeitsgrad: Mittel

Zutaten:

70 Gramm Cashewkerne
500 Gramm Mangold
Salz, Pfeffer
Paprikapulver
1-2 Chilischote(n)
2 Knoblauchzehen
35 Gramm Ingwer
1 Eiweiß
700 Gramm Hähnchenbrustfilet
1 EL Öl
1 EL Sojasauce
Etwas Zitronensaft

Zubereitung:

1. Zuerst die Cashewkerne hacken und zerkleinern (am besten nicht zu klein). Mangold waschen und die Stiele entfernen (nicht entsorgen!). Die Mangoldstiele in Streifen schneiden und zwei Minuten in Salzwasser kochen, danach abgießen und mit kaltem Wasser blanchieren. Nun die Mangoldblätter in Streifen schneiden und beiseitestellen.
2. Die Chilischote (so viel es beliebt) waschen, der Länge nach halbieren, die Kerne entfernen (die sind meist besonders scharf) und fein hacken. Ingwer und Knoblauch schälen und ebenfalls klein hacken.
3. Die Hähnchenbrust trocken tupfen, damit die Gewürze besser halten, und mit Salz, Pfeffer und Paprikapulver einreiben.
4. Das Ei trennen und das Eiweiß verquirlen. Die Hähnchenbrust nun mit der Oberseite erst in das Eiweiß und danach in die gehackten Cashews tunken, die Cashews noch einmal fest andrücken.
5. Mit den Cashews nach oben das Hähnchen nun auf ein Backblech legen und bei 200 °C (Umluft: 180 °C) für etwa 15 Minuten backen. Währenddessen die Mangoldblätter mit etwas Öl in einer Pfanne für 1-2 Minuten anbraten. Nun die Mangoldstiele, Knoblauch, Ingwer und die zerhackte Chilischote in die Pfanne geben und für weitere 1-2 Minuten anbraten.
6. Etwas Sojasoße in die Pfanne geben und den Herd ausstellen, mit der Resthitze und einem Deckel das Gemüse noch ein paar Minuten ziehen lassen.
7. Zum Anrichten den Mangold auf einen Teller geben und die Hähnchenbrust darauflegen, mit ein paar Tropfen Zitronensaft abschmecken.

SPANISCHE PAELLA

Nährwerte p. P.: 499 kcal, 62 g Kohlenhydrate, 12 g Fett, 34 g Eiweiß

Portionen: 4

Dauer: 35 Min.

Schwierigkeitsgrad: Leicht

Zutaten:

250 Gramm Hähnchenfleisch
250 Gramm tiefgekühlte Garnelen
100 Gramm tiefgekühlte Erbsen
2 Zwiebeln
2 Knoblauchzehen
2 kleine Zucchini
2 EL Olivenöl
500 ml Gemüsebrühe
2 Prisen Safran
2 TL Thymian
2 TL Rosmarin
300 Gramm Reis
1 Dose Tomaten
Salz, Pfeffer
Paprikagewürz, edelsüß

Zubereitung:

1. Zuerst wird das Hähnchen gewürfelt und mit den aufgetauten Garnelen und Erbsen in eine Auflaufform gegeben. Ebenfalls in die Form kommen Zwiebeln, Knoblauch und die in Würfel geschnittenen Zucchini.
2. Der Inhalt der Auflaufform wird mit Salz, Pfeffer und Paprika gewürzt.
3. Bei 200 °C (180 °C Umluft) kommt die Form nun für 15 Minuten in den vorgeheizten Ofen.
4. Nun wird der Reis mit Gemüsebrühe, Tomaten, Safran, Thymian und Rosmarin zusammen in die Form gegeben und für weitere 30 Minuten im Ofen gebacken.

ASIATISCHE WOK-PFANNE MIT BUNTEM GEMÜSE UND CASHEWS

Nährwerte p. P.: 724 kcal, 100 g Kohlenhydrate, 18 g Fett, 38 g Eiweiß

Portionen: 4

Dauer: 40 Min.

Schwierigkeitsgrad: Leicht

Zutaten:

375 Gramm Basmati-Reis
400 Gramm Hühnerbrust
4 EL Sesamöl
Eine halbe Stange Lauch
4 Frühlingszwiebeln
2 Stangen Staudensellerie
1 Möhre
Eine halbe rote Paprika
Eine halbe grüne Paprika
4 Blätter Chinakohl
75 Gramm Bambussprossen
75 Gramm Sojabohnen-Sprossen
75 Gramm Prinzessbohnen
2 Knoblauchzehen
Eine halbe frische Chili
2-3 cm frischer Ingwer
1 TL gemahlener Kreuzkümmel
4 EL Sojasauce
100 ml Ananassaft
Saft aus 2 Orangen
2 EL Honig
3 EL Essig
1-2 EL Speisestärke
50 Gramm Cashewkerne
Salz, Pfeffer

Zubereitung:

1. Zuerst das Fleisch in etwa 1 cm dicke Scheiben schneiden.
2. Nun das Gemüse waschen und schneiden. Dabei den Lauch und die Frühlingszwiebeln in Ringe schneiden, den Sellerie und die Möhren in etwa 1 cm breite Scheiben schneiden, die Paprika und den Chinakohl in dünne Streifen schneiden.
3. Den Reis nach Packungsangabe kochen. Währenddessen die beiden Knoblauchzehen, die Chili und den Ingwer fein würfeln und in einer Pfanne oder einem Wok scharf anbraten, nach etwa 2 Minuten das Fleisch hinzugeben, weitere 3 Minuten scharf anbraten und mit Salz sowie Pfeffer würzen. Den Inhalt der Pfanne auf einem Teller zur Seite stellen.
4. In derselben Pfanne das Gemüse mit einem Deckel bei mittlerer Hitze andünsten für etwa 5 Minuten, danach mit Kreuzkümmel würzen. Das Fleisch mit Zwiebeln, Knoblauch, Chili und Ingwer kommt nun zurück in die Pfanne.
5. Für die Soße wird in die Pfanne Sojasoße, Ananassaft und Orangensaft gegeben, alles aufkochen und danach mit Honig und Essig abschmecken. Um die Soße anzudicken, wird die Stärke mit etwas kaltem Wasser verrührt, in die Pfanne gegeben und rasch vermischt. Nun kann die Soße aufgekocht werden und eindicken.
6. Am Ende wird der Reis zusammen mit der Gemüsemischung serviert und mit Cashewkernen getoppt.

HÄHNCHENBRUST MIT ORANGENSOSSE

Nährwerte p. P.: 606 kcal, 73 g Kohlenhydrate, 13 g Fett, 47 g Eiweiß

Portionen: 4

Dauer: 40 Min.

Schwierigkeitsgrad: Mittel

Zutaten:

500 Gramm Reis
3 Orangen
4 Hähnchenbrustfilets (je etwa 175 g)
Salz und schwarzer Pfeffer
Etwas Mehl
6 EL Olivenöl
0,1 l Weißwein
1 TL Agavendicksaft
6 cl Cognac
1-2 TL Stärke
1 cm frischer Ingwer
Etwas frische Petersilie

Zubereitung:

1. Den Reis zunächst nach Packungsanweisung zubereiten. Währenddessen die beiden Orangen schälen und filetieren, dabei die weiße Haut möglichst gründlich entfernen (sie schmeckt eher bitter). Von der dritten Orange wird der Saft ausgepresst.
2. Die Hähnchenbrustfilets pfeffern und salzen und in etwas Mehl wenden. Nun kann das Fleisch in einer Pfanne mit Olivenöl für etwa 3-4 Minuten angebraten werden und danach zur Seite gestellt werden.
3. In derselben Pfanne wird der Bratensatz nun mithilfe des Weißweins gelöscht, dann kommen frischer Orangensaft, Agavendicksaft und Cognac dazu und werden kurz aufgekocht. Die Stärke wird in einem separaten Glas mit etwas kaltem Wasser vermischt und dann zur Soße gegeben und rasch aufgekocht. Danach kann die Hitze zurückgestellt werden, damit die Soße eindickt.
4. Den Ingwer in sehr feine Stücke hacken. Nun die geschnittenen Orangen in die Soße geben, den Ingwer ebenfalls, und dann mit Salz und Pfeffer abschmecken. Auf einem Teller den Reis verteilen, die Hähnchenbrust daraufgeben und die Soße darübergeben. Mit etwas frischer Petersilie bestreuen und servieren.

HERZHAFTE BROKKOLI-QUICHE

Nährwerte p. P.: 335 kcal, 18 g Kohlenhydrate, 22 g Fett, 18 g Eiweiß

Portionen: 4

Dauer: 40 Min.

Schwierigkeitsgrad: Mittel

Zutaten:

1 Packung Blätterteig
500 Gramm Brokkoli
75 Gramm Hähnchen
1 Zwiebel
2 Knoblauchzehen
200 Gramm Milch
100 Gramm Ricotta
80 Gramm Feta
2 Eier
70 Gramm Mozzarella
Salz, Pfeffer

Zubereitung:

1. Zuerst wird der Ofen auf etwa 200 °C vorgeheizt.
2. In einer geeigneten Form kann der Blätterteig nun ausgebreitet werden.
3. Das Hähnchen wird jetzt in kleine Stücke geschnitten und der Brokkoli kann in Röschen (oder etwas kleiner) geschnitten werden. Knoblauch und Zwiebeln werden ebenfalls in kleine Stücke geschnitten.
4. In einer Schüssel werden Eier, Ricotta, Milch, Feta, Zwiebeln und Knoblauch vermischt sowie mit Salz und Pfeffer gewürzt.
5. In die Blätterteigform werden Brokkoli und Hähnchen gegeben, diese dann mit der Ei-Masse übergießen.
6. Der Mozzarella kann nun gerupft und über der Quiche verteilt werden.
7. Die Quiche wird nun in den Ofen geschoben und kann für etwa 35-40 Minuten gebacken werden, damit die Oberfläche nicht zu dunkel wird, kann sie nach 15 Minuten mit Alufolie bedeckt werden.

Vegane & vegetarische Hauptspeisen

SÜßKARTOFFEL-SCHIFFCHEN MIT FETA, SPINAT UND PINIENKERNEN

Nährwerte p. P.: 167 kcal, 2 g Kohlenhydrate, 15 g Fett, 9 g Eiweiß

Portionen: 4

Dauer: 50 Min.

Schwierigkeitsgrad: Mittel

Zutaten:

4 Süßkartoffeln
200 Gramm Spinat (frisch oder gefroren)
150 Gramm Feta
50 Gramm Frischkäse
50 Gramm Parmesan
3 EL Pinienkerne oder gehackte Mandeln
Salz, Pfeffer

Zubereitung:

1. Zuerst den Backofen auf etwa 200 °C vorheizen.
2. Nun die Süßkartoffeln waschen, der Länge nach halbieren und mit einem Messer mehrmals einschneiden. Die Süßkartoffelhälften auf ein Backblech legen und für etwa 40 Minuten backen, bis sie mit einer Gabel leicht durchstochen werden können. Währenddessen die Nüsse in einer Pfanne ohne Öl rösten. Nun den Spinat (eventuell vorher auftauen) mit dem Frischkäse in einem Topf vermengen und bei niedriger Hitze etwa 5 Minuten erwärmen, dabei mit Salz und Pfeffer abschmecken. Parmesan reiben.
3. Wenn die Süßkartoffeln weich sind, können sie vorsichtig aus dem Ofen genommen werden und mit einem Löffel ausgehöhlt werden. Das innere der Süßkartoffel mit dem Spinat-Frischkäse-Mix vermischen.
4. Den Feta klein bröseln und zu der Füllung geben. Die Masse in die Süßkartoffelschiffchen füllen und mit Parmesan bestreuen.
5. Die Süßkartoffeln nochmals für etwa 5-10 Minuten bei 180 °C in den Backofen geben, bis der Parmesan eine goldbraune Farbe angenommen hat. Zuletzt mit den Nüssen garnieren und servieren.

MAULTASCHEN AUS DER PFANNE MIT SAHNE-GEMÜSE

Nährwerte p. P.: 451 kcal, 56 g Kohlenhydrate, 19 g Fett, 19 g Eiweiß

Portionen: 4

Dauer: 25 Min.

Schwierigkeitsgrad: Leicht

Zutaten:

1 Packung Maultaschen
1 Zwiebel
1 Knoblauchzehe
1 Möhre
1 Brokkoli
1 Paprika
200 Gramm Cherry-Tomaten
2 EL Olivenöl
200 ml Gemüsebrühe
100 ml Sahne
Salz, Pfeffer
1 TL Paprikagewürz, edelsüß
frische Petersilie

Zubereitung:

1. Zuerst werden die Maultaschen in Streifen oder Würfel geschnitten. Danach werden Zwiebeln und Knoblauch geschält und geschnitten, anschließend können sie mit etwas Öl in einer Pfanne angedünstet werden. Währenddessen wird das restliche Gemüse (Möhre, Brokkoli, Paprika und die Tomaten) gewaschen, ggf. geschält und geschnitten.
2. Nun werden die Maultaschen zusammen mit dem geschnittenen Gemüse zu den Zwiebeln und dem Knoblauch in die Pfanne gegeben und für etwa 10 Minuten gebraten. Nun werden Sahne und Gemüsebrühe in die Pfanne gegeben und aufgekocht, bei mittlerer Hitze kann noch einmal alles für etwa 10 Minuten köcheln. Währenddessen kann die frische Petersilie gewaschen und geschnitten werden. Wenn das Gemüse gar ist, kann das Essen mit Salz, Pfeffer und Petersilie abgeschmeckt und serviert werden.

AUBERGINEN MIT MEDITERRANER FÜLLUNG

Nährwerte p. P.: 272 kcal, 14 g Kohlenhydrate, 13 g Fett, 20 g Eiweiß

Portionen: 4

Dauer: 45 Min.

Schwierigkeitsgrad: Leicht

Zutaten:

4 Auberginen
4 Tomaten
2 Zwiebeln
3 Knoblauchzehen
2 EL Tomatenmark
2 EL Schmand
2 TL süßes Paprikapulver
1 TL Oregano
Etwas frische Petersilie
160 Gramm Parmesan
Salz, Pfeffer

Zubereitung:

1. Zuerst wird der Backofen auf etwa 200 °C (180 °C Umluft) vorgeheizt.
2. Nun werden die Auberginen gewaschen und halbiert, das Fruchtfleisch kann dann mit einem Löffel vorsichtig herausgenommen und beiseitegestellt werden. Jetzt können die Tomaten gewaschen und der Strunk entfernt werden, dann werden die Tomaten zusammen mit dem Fleisch der Aubergine gewürfelt und mit Paprikapulver, Salz und Pfeffer gewürzt.
3. Das Gemüse kann nun in einer Pfanne mit etwas Öl für ungefähr 5 Minuten angedünstet werden. Danach kann das Tomatenmark zusammen mit dem Schmand und der gehackten Petersilie in die Pfanne gegeben und für weitere 5 Minuten angebraten werden.
4. Die ausgehöhlten Auberginen können auf ein Backblech gegeben und mit der Gemüsemischung gefüllt werden. Die gefüllten Auberginen werden nun mit reichlich Parmesan und schwarzem Pfeffer bestreut und noch einmal für etwa 30 Minuten in den Ofen gegeben.

PROTEINREICHER BURGER MIT QUINOA-PATTY

Nährwerte p. P.: 591 kcal, 70 g Kohlenhydrate, 26 g Fett, 19 g Eiweiß

Portionen: 4

Dauer: 35 Min.

Schwierigkeitsgrad: Mittel

Zutaten:

4 Burgerbrötchen (wenn möglich, Vollkorn)
200 Gramm Quinoa
3 Eier
40 Gramm Mehl
4 EL Öl
2 Zwiebeln
2 Knoblauchzehen
1 Möhre
2 Tomaten
Dip nach Wahl, zum Beispiel der selbstgemachte Feta-Avocado-Dip (siehe unter „Snacks")
Salz, Pfeffer
Paprikapulver, edelsüß
Currypulver
Etwas frische Petersilie

Zubereitung:

1. Zuerst wird die Quinoa nach Packungsangabe gekocht. Währenddessen können Möhre, Zwiebeln und Knoblauch geschält, fein gewürfelt und in einer Pfanne mit etwas Öl für 5 Minuten mit Deckel angebraten werden. Die frische Petersilie waschen und fein hacken.
2. Der Pfanneninhalt kann nun mit der gehackten Petersilie, Salz, Pfeffer, Paprikapulver und Currypulver vermischt werden. Nachdem die Möhre schon leicht gar ist, kann der Pfanneninhalt zusammen mit dem Mehl und den Eiern in einer Schüssel mit den Händen gut verknetet und zu Pattys geformt werden. Die Pattys werden nun mit etwas Öl in der Pfanne von beiden Seiten goldbraun angebraten. Während die Pattys braten, können die Burgerbrötchen getoastet werden, nebenbei werden auch Tomaten in Scheiben geschnitten. Der Burger kann nun mit dem Patty, den Tomaten (optional auch mit ein paar Salatblättern oder anderem Gemüse) und einem Dip belegt werden.

SPAGHETTI „BOLOGNESE"

Nährwerte p. P.: 537 kcal, 87 g Kohlenhydrate, 10 g Fett, 21 g Eiweiß

Portionen: 4
Dauer: 20 Min.
Schwierigkeitsgrad: Leicht

Zutaten:
1 große Zwiebel
1 Möhre
2 Knoblauchzehen
75 g Champignons
2 EL Olivenöl
2 EL Tomatenmark
2 TL Kräuter der Provence
1 Dose gehackte Tomaten
60 g Linsen
100 ml Gemüsebrühe
Salz, Pfeffer
1 TL Balsamicoessig
Spaghetti
Frisches Basilikum

Zubereitung:

1. Zuerst die Zwiebeln, den Knoblauch und die Möhre schälen und in feine Würfel schneiden. Dann die Pilze putzen und ebenfalls in Würfel schneiden.
2. In einer großen Pfanne werden nun Zwiebeln, Knoblauch, Möhre und die Pilze scharf angebraten. Nun Tomatenmark, Linsen und die Kräuter der Provence hinzufügen und 2-3 Minuten mitrösten.
3. Den Inhalt der Pfanne mit den Dosentomaten und der Gemüsebrühe ablöschen und auf mittlerer Hitze für etwa 20 Minuten köcheln lassen.
4. Währenddessen können die Spaghetti nach Packungsangabe gekocht werden.
5. Sobald die Linsen gar sind, können Balsamico, Salz und Pfeffer hinzugefügt werden. Mit etwas frischem Basilikum kann das Gericht nun serviert werden.

ASIATISCHER REISNUDELSALAT MIT KOKOS-LIMETTEN-SOßE

Nährwerte p. P.: 810 kcal, 82 g Kohlenhydrate, 40 g Fett, 28 g Eiweiß

Portionen: 4

Dauer: 20 Min.

Schwierigkeitsgrad: Leicht

Zutaten:

240 Gramm Reisnudeln
400 Gramm Räuchertofu
200 ml Kokosmilch
40 ml Limettensaft
4 TL Leinöl
1 Mango
1 Paprika
Eine halbe Gurke
1 Avocado
Eine Handvoll Cashews
Eine halbe Chilischote
Frische Petersilie
Salz, Pfeffer

Zubereitung:

1. Zuerst werden die Reisnudeln nach Packungshinweis gar gekocht.
2. Dann werden die Mango und die Avocado geschält und gewürfelt, die Gurke wird gewaschen und in halbe Scheiben geschnitten, die Paprika wird in Streifen geschnitten. Nun wird die Chili gewaschen, entkernt und sehr fein gewürfelt, dann wird die Petersilie gehackt.
3. Der Räuchertofu wird etwas trocken getupft und in kleine Würfel geschnitten. Jetzt werden die Reisnudeln zusammen mit dem Räuchertofu, Mango, Paprika, Gurke und der Avocado in eine Schüssel gegeben.
4. In einer separaten kleinen Schüssel wird das Dressing zubereitet: Dafür werden Kokosmilch, Limettensaft, Leinöl (besticht hier durch seinen mild-nussigen Geschmack), Chili und Petersilie vermischt und mit Salz sowie Pfeffer abgeschmeckt.
5. Das Dressing kann nun über den Glasnudelsalat gegeben und mit den Cashews getoppt werden.

SÜẞKARTOFFEL-CURRY

Nährwerte p. P.: 474 kcal, 53 g Kohlenhydrate, 21 g Fett, 10 g Eiweiß

Portionen: 4

Dauer: 30 Min.

Schwierigkeitsgrad: Leicht

Zutaten:

2 kleine Zwiebeln
2 Knoblauchzehen
1 Schote Chili
2 EL Kokosöl
2 TL Garam Masala
1 TL Currypaste
1 TL Kurkuma
1 TL Kreuzkümmel
400 Gramm Tomaten aus der Dose
500 Gramm Butternut-Kürbis
400 Gramm Süßkartoffeln
400 ml Kokosmilch
1 Dose Kichererbsen
2 Zweige Koriander

Zubereitung:

1. Zuerst die Zwiebeln und den Knoblauch fein hacken, dann die Chili entkernen und ebenfalls sehr fein hacken.
2. Nun das Kokosöl in eine große Pfanne oder einen Topf geben und Zwiebeln, Chili und Knoblauch darin andünsten. Nach etwa 3 Minuten können Garam Masala, Kreuzkümmel und Currypaste dazugegeben werden. Nun werden die Tomaten hinzugegeben und ggf. mit dem Kochlöffel etwas zerkleinert.
3. Den Kürbis und die Süßkartoffeln schälen und in etwa 1 cm große Würfel schneiden (je kleiner, desto schneller werden sie gar) und mit in die Pfanne geben. Kokosmilch und bei Bedarf noch etwas Wasser mit in die Pfanne geben und verrühren. Das Curry etwa 25 Minuten köcheln lassen.
4. Nun die Kichererbsen abtropfen lassen und für weitere 10 Minuten gar kochen. Jetzt kann das Curry abgeschmeckt werden und mit dem frischen Koriander dekoriert werden.

PASTA A LA ALFREDO

Nährwerte p. P.: 485 kcal, 82 g Kohlenhydrate, 11 g Fett, 19 g Eiweiß

Portionen: 4

Dauer: 20 Min.

Schwierigkeitsgrad: Leicht

Zutaten:

1 Kopf Blumenkohl, eher klein
1 Zwiebel
4-5 Knoblauchzehen
1 Pastinake
1 TL Senf
500-600 Gramm Linguine (oder andere Nudeln nach Wahl)
3 EL Olivenöl
1 mittlere Kartoffel
50 Gramm Hefeflocken
100 Gramm Sonnenblumenkerne
500 ml Pflanzenmilch (hier schmeckt besonders Mandelmilch sehr gut, aber auch andere Sorten eignen sich)
Salz, Pfeffer, 1 TL Oregano
Saft einer halben Zitrone

Zubereitung:

1. Zuerst kann der Ofen auf etwa 200 °C vorgeheizt werden.
2. Dann wird der Blumenkohl in Röschen geschnitten und die Pastinake sowie die Kartoffel, Zwiebeln und Knoblauch werden grob gewürfelt. Auf einem Backblech mit Backpapier wird das Gemüse nun verteilt, mit etwas Öl beträufelt und anschließend mit Salz, Pfeffer und Oregano gewürzt. Das Gemüse wird für etwa 35-40 Minuten im Ofen gebacken, bis es gar ist.
3. Währenddessen werden die Nudeln nach Packungsangabe gekocht (wichtig: Nehmen Sie vor dem Abgießen etwa eine Tasse des Kochwassers zur Seite, die enthaltene Stärke bindet später die Soße).
4. Wenn das Gemüse gar ist, wird es in einem Mixer zusammen mit den Sonnenblumenkernen, der Pflanzenmilch, Hefeflocken, Zitronensaft und dem Senf zu einer Soße gemixt. In eine Pfanne wird die fertige Soße zusammen mit den gekochten Nudeln vermischt. Falls die Soße noch etwas zu dick sein sollte, kann etwas Gemüsebrühe hinzugegeben werden. Ist sie zu dünn, kann sie zusammen mit dem Nudelwasser aufgekocht und eingedickt werden.

Fingerfood/Snacks

ROHKOST MIT SELBSTGEMACHTEM HIGH-PROTEIN-HUMMUS

Nährwerte p. P.: 150 kcal, 13 g Kohlenhydrate, 12 g Fett, 10 g Eiweiß

Portionen: 4

Dauer: 5 Min.

Schwierigkeitsgrad: Leicht

Zutaten:

250 Gramm Kichererbsen aus der Dose
2 EL Olivenöl
2 EL Tahini (Sesammus)
1 EL Zitronensaft
1 TL Kreuzkümmel
0,5 TL Salz
Rohkost nach Wahl (Möhren, Sellerie, Gurke etc.)
Optional: frischer Koriander

Zubereitung:

1. Kichererbsen abtropfen lassen.
2. Alle Zutaten zusammen pürieren und abschmecken
3. Mit Olivenöl und frischem Koriander garnieren und zum Gemüse reichen.

FETA-AVOCADO-DIP

Nährwerte p. P.: 290 kcal, 13 g Kohlenhydrate, 22 g Fett, 7 g Eiweiß

Portionen: 4

Dauer: 5 Min.

Schwierigkeitsgrad: Leicht

Zutaten:

2 Avocados (am besten etwas weichere, dann sind sie reif)
4 Knoblauchzehen
140 Gramm Feta
Saft einer halben Limette
Salz, Pfeffer
Optional: Honig oder Agavendicksaft
Optional: Nüsse oder Kerne, zum Beispiel Pinienkerne

Zubereitung:

1. Die Avocado halbieren, den Kern entfernen und das Fruchtfleisch auslöffeln.
2. Alle Zutaten vermengen.
3. Optional mit Honig, Sirup und Pinienkernen garnieren.

LECKERE ZUCCHINI-PUFFER

Nährwerte p. P.: 119 kcal, 3 g Kohlenhydrate, 8 g Fett, 9 g Eiweiß

Portionen: 4

Dauer: 20 Min.

Schwierigkeitsgrad: Leicht

Zutaten:

2 große Zucchini
4 Eier
70 Gramm Zwiebel
80 Gramm Gouda
1 Knoblauchzehe
5 EL gemahlene Mandeln
4 EL Zitronensaft
1 TL Salz
1 TL Sojasoße

Zubereitung:

1. Die Zucchini grob reiben, salzen und für etwa 10 Minuten stehen lassen (das Salz zieht das Wasser heraus). Dann das Wasser aus den Zucchini mithilfe der Hände gründlich ausquetschen.
2. Alle Zutaten miteinander vermengen.
3. Nun aus der Masse Puffer formen und in Olivenöl in einer Pfanne goldbraun anbraten.

SANDWICH MIT KICHERERBSEN UND AVOCADO

Nährwerte p. P.: 385 kcal, 31 g Kohlenhydrate, 28 g Fett, 7 g Eiweiß

Portionen: 2
Dauer: 5 Min.
Schwierigkeitsgrad: Leicht

Zutaten:
1 reife Avocado
4 Scheiben Brot
1 TL Leinöl
100 Gramm gekochte Kichererbsen
1 Stange Frühlingszwiebel
1 TL Leinsamen
Salz, Pfeffer
Ein Spritzer Zitronensaft
Optional: etwas Currypulver oder Chiliflocken

Zubereitung:

1. Das Brot toasten. Währenddessen die Avocado auslöffeln und das Fruchtfleisch in eine Schüssel geben.
2. Zu der Avocado die gekochten Kichererbsen geben und die Mischung zerdrücken (zum Beispiel mit einer Gabel oder einem Kartoffelstampfer, je nachdem, wie reif die Avocado ist). Die Leinsamen hinzufügen.
3. Die Avocado-Kichererbsen-Mischung mit Leinöl, Salz, Pfeffer und etwas Zitronensaft abschmecken.
4. Nun die Frühlingszwiebel in feine Ringe schneiden.
5. Auf das getoastete Brot kommt nun die Avocado-Mischung, dann mit ein paar Ringen Frühlingszwiebel toppen. Optional können auch noch Currypulver oder Chiliflocken darübergestreut werden.

SCHNELLE GEFÜLLTE CHAMPIGNONS

Nährwerte p. P.: 254 kcal, 12 g Kohlenhydrate, 18 g Fett, 14 g Eiweiß

Portionen: 4

Dauer: 20 Min.

Schwierigkeitsgrad: Leicht

Zutaten:

125 Gramm Champignons (am besten große)
75 Gramm cremiger Ziegenfrischkäse
10 Gramm getrocknete Tomaten (mit oder ohne Öl)
Etwas Rosmarin
1 EL Olivenöl
Salz, Pfeffer

Zubereitung:

1. Zuerst werden die Champignons gründlich geputzt, dann können die Stiele vorsichtig entfernt werden (nicht wegwerfen).
2. Die Stiele werden nun fein gehackt und mit dem Ziegenfrischkäse, den kleingeschnittenen Tomaten und dem Rosmarin gemischt.
3. Die Füllung kann mit Salz, Pfeffer sowie anderen Gewürzen nach Belieben (zum Beispiel Paprikapulver oder Knoblauch) abgeschmeckt werden.
4. Die Champignons werden nun gefüllt und mit etwas Olivenöl für etwa 3 Minuten scharf angebraten, nun können sie bei leichter Hitze und geschlossenem Deckel für weitere 5 Minuten gegart werden.

BLÄTTERTEIG MIT LACHS-SPINAT-FÜLLUNG

Nährwerte p. P.: 329 kcal, 66 g Kohlenhydrate, 9 g Fett, 10 g Eiweiß

Portionen: 4

Dauer: 20 Min.

Schwierigkeitsgrad: Leicht

Zutaten:

1 Packung Blätterteig
1 Ei
60 Gramm Babyspinat
1 Wildlachsfilet
100 Gramm Joghurt
100 Gramm Crème fraîche
2 TL Sahnemeerrettich
Etwas frische Petersilie
Salz, Pfeffer

Zubereitung:

1. Zuerst den Backofen auf etwa 200 °C vorheizen.
2. Den Blätterteig auf einem Backblech auslegen und mit einer Gabel an einigen Stellen einstechen.
3. In einer Schüssel wird dann das Ei verquirlt und auf den Blätterteig gestrichen, für etwa 10 Minuten kann der Blätterteig dann in den Ofen.
4. Währenddessen den Spinat waschen und etwas zerrupfen sowie den Lachs in kleine Stücke schneiden. Joghurt und Crème fraîche miteinander vermischen.
5. Den Blätterteig nun aus dem Ofen nehmen, mit der Joghurt-Mischung bestreichen und den Lachs sowie den Spinat darauf verteilen.
6. Jetzt kann der Blätterteig für weitere 5-7 Minuten in den Ofen und danach mit Salz und Pfeffer gewürzt werden.

Desserts

SAFTIGE BROWNIES AUS KIDNEYBOHNEN

Nährwerte p. Brownie: 55 kcal, 3 g Kohlenhydrate, 2 g Fett, 3 g Eiweiß

Portionen: 4

Dauer: 35 Min.

Schwierigkeitsgrad: Leicht

Zutaten:

250 Gramm Kidneybohnen
2 Eier
40 Gramm Schokoproteinpulver
30 Gramm Kakao
150 Gramm Joghurt
5 Gramm Backpulver

Zubereitung:

1. Zuerst den Ofen auf etwa 180 °C vorheizen.
2. Dann die Kidneybohnen abtropfen und im Mixer zu einer Paste pürieren.
3. Die Eier aufschlagen und mit Proteinpulver, Kakao, Joghurt und Backpulver zu den Bohnen geben. Den Teig gut verrühren und in eine Form geben.
4. Nun bei 180 °C für etwa 20-35 Minuten backen.
5. Wenn die Brownies fertig sind, können sie noch in rechteckige Stücke geschnitten werden.

ZITRONEN-MUFFINS MIT BLAUBEEREN

Nährwerte p. P.: 390 kcal, 17 g Kohlenhydrate, 31 g Fett, 7 g Eiweiß

Portionen: 2 (4 Muffins)

Dauer: 30 Min.

Schwierigkeitsgrad: Mittel

Zutaten:

120 g Nüsse (hier eignen sich Mandeln oder Pekannüsse sehr gut)
1 TL Kokosöl
1 TL Mandelbutter, alternativ ein Nussmus nach Wahl
20 Gramm Kokosmehl, alternativ normales Vollkornmehl
60 Gramm Agavendicksaft
Abrieb von zwei Bio-Zitronen und etwa 90 Gramm Zitronensaft
1 TL Honig
2 Eier
6 TL Butter
Etwas Salz
Blaubeeren zur Dekoration
Muffinförmchen

Zubereitung:

1. Zuerst den Backofen auf etwa 200 °C vorheizen (180 °C bei Umluft).
2. Nüsse, Kokosöl, Mandelbutter/Nussmus, (Kokos)mehl, eine Prise Salz und die Hälfte des Agavendicksafts (also 30 Gramm) in einem Mixer zu einer klebrigen Masse zerkleinern. Boden und Rand der Muffinförmchen mit dem Teig auslegen und fest andrücken. Für etwa 10 Minuten bei 200 °C (180 °C Umluft) backen und danach abkühlen lassen.
3. Nun die Bio-Zitronen abreiben und den Saft auspressen. Zitronenschale, Zitronensaft, den restlichen Agavendicksaft, beide Eier und Honig verrühren. Ein Wasserbad aufsetzen (dafür Wasser in einem kleinen Topf aufkochen und eine Schüssel in diesen stellen, die Schüssel sollte das kochende Wasser nicht berühren) und die Masse für etwa 10 Minuten aufwärmen, bis das Ei stockt und die Konsistenz puddingartig wird.
4. Zuletzt nur noch die Zitronenmasse in die gebackenen Muffinförmchen geben, mit Blaubeeren garnieren und auskühlen lassen.

GESUNDE MUFFINS

Nährwerte p. Muffin: 70 kcal, 9 g Kohlenhydrate, 3 g Fett, 2 g Eiweiß

Portionen: 6

Dauer: 30 Min.

Schwierigkeitsgrad: Leicht

Zutaten:

Eine große Banane, möglichst reif und weich
30 g Haferflocken
2 EL gemahlene Mandeln
1 TL Chia- oder Leinsamen
2 EL Apfelmus
0,5 TL Backpulver
1 TL Agavendicksaft
1 TL Nussmus nach Wahl
40 g Beeren nach Wahl

Zubereitung:

1. Zuerst den Backofen auf 220 °C (200 °C Umluft) vorheizen.
2. Dann die Banane zerstampfen und in eine Schüssel geben. Haferflocken, gemahlene Mandeln, Samen, Apfelmus, Backpulver, Agavendicksaft und Nussmus zu der Banane geben und vermischen.
3. Nun die Beeren vorsichtig unterheben.
4. Teig in Muffinförmchen geben und für etwa 15 Minuten backen.

„AUFLAUF" MIT BEEREN UND QUARK

Nährwerte p. P.: 493 kcal, 20 g Kohlenhydrate, 11 g Fett, 70 g Eiweiß

Portionen: 1

Dauer: 20 Min.

Schwierigkeitsgrad: Leicht

Zutaten:

250 Gramm Quark
2 Eier
30 Gramm Proteinpulver (zum Beispiel Vanille)
150 Gramm Beeren nach Wahl (tiefgekühlt oder frisch)
1 TL Backpulver
Etwas Zimt

Zubereitung:

1. Zuerst wird der Backofen auf etwa 220 °C vorgeheizt.
2. Dann werden alle Zutaten (bis auf die Beeren) gründlich miteinander vermischt.
3. Die (aufgetauten) Beeren können nun vorsichtig untergehoben werden.
4. In einer kleinen Auflaufform oder Ähnlichem (zum Beispiel aufgeteilt in mehrere Muffinförmchen) kann der Teig nun für 15-17 Minuten auf der mittleren Schiene im Ofen gebacken werden.

MÖHRENKUCHEN MIT FRISCHKÄSE-GLASUR

Nährwerte p. P.: 220 kcal, 25 g Kohlenhydrate, 6 g Fett, 5 g Eiweiß

Portionen: 12

Dauer: 1,5 Std.

Schwierigkeitsgrad: Leicht

Zutaten:

600 Gramm Möhren
4 EL Olivenöl
4 TL Essig (am besten Apfelessig)
220 Gramm Apfelmark oder Apfelmus
1 Vanilleschote
100 Gramm brauner Zucker
300 Gramm Dinkelmehl (Typ 630)
1 TL Zimt
1 TL Salz
1,5 TL Backpulver
1,5 TL Natron
40 Gramm gehackte Nüsse (zum Beispiel Haselnüsse oder Mandeln)
150 Gramm Frischkäse
Ein Spritzer Zitronensaft
30 Gramm Puderzucker

Zubereitung:

1. Zuerst den Backofen auf etwa 180 °C vorheizen. Dann die Möhren schälen und reiben. Nun die Vanilleschote längs halbieren und auskratzen.
2. Die geriebenen Möhren mit Öl, Essig und dem Vanillemark grob vermischen und für etwa 20 Minuten ruhen lassen.
3. Jetzt kann zu der Möhren-Mischung Zucker, Mehl, Zimt, die gehackten Nüsse, Salz, Natron und Backpulver hinzugegeben werden. Mit einem Rührstab wird der Teig vermischt.
4. Der Teig kann nun in eine eingefettete Springform gegeben und für 35-40 Minuten gebacken werden (wenn der Kuchen zu dunkel wird, kann er mit Alufolie abgedeckt werden).
5. Jetzt kann die Glasur zubereitet werden, der Kuchen muss unbedingt kalt sein, bevor die Glasur aufgestrichen wird (sonst schmilzt sie). Für die Glasur werden Frischkäse, Zitronensaft und Puderzucker gut vermischt. Die Glasur kann nun auf den erkalteten Kuchen gegeben werden.

Getränke

ASHWAGANDA-SCHLAFTRUNK

Nährwerte p. P.: 133 kcal, 22 g Kohlenhydrate, 2 g Eiweiß, 4 g Fett

Portionen: 1

Dauer: 5 Min.

Schwierigkeitsgrad: Leicht

Zutaten:

250 ml pflanzliche Milch (auch Kuhmilch eignet sich)
1 TL Sirup, z. B. Agavendicksaft (wenn Sie es nicht so süß mögen, kann dieser auch weggelassen werden)
1 TL Ashwaganda-Pulver
2 Prisen Kurkuma (damit Kurkuma seine Wirkung entfalten kann, sollte sie immer mit Pfeffer eingenommen werden)
1 Prise Pfeffer
2 Prisen Kardamompulver
1 Prise Kreuzkümmelpulver
1 Prise Nelkenpulver
2 Prisen Zimt

Zubereitung:

1. Alle Zutaten erwärmen, verrühren und gute Nacht!

LECKERE BANANENMILCH

Nährwerte p. P.: 188 kcal, 27 g Kohlenhydrate, 6 g Fett, 6 g Eiweiß

Portionen: 1

Dauer: 5 Min.

Schwierigkeitsgrad: Leicht

Zutaten:

1 reife Banane
150 ml Milch (pflanzliche Milch oder Kuhmilch)
1 TL Chiasamen
Etwas Zimt
Optional: Proteinpulver, z. B. Vanille

Zubereitung:

1. Alle Zutaten in einem Mixer vermischen und genießen.
2. Wer etwas mehr Proteine möchte, kann auch noch Proteinpulver dazugeben.

GRÜNER SMOOTHIE

Nährwerte p. P.: 340 kcal, 52 g Kohlenhydrate, 5 g Fett, 9 g Eiweiß

Portionen: 1

Dauer: 5 Min.

Schwierigkeitsgrad: Leicht

Zutaten:

250 ml Wasser oder pflanzliche Milch
1 TL Leinsamen
60 Gramm Babyspinat
1 Banane
Saft einer halben Orange
50 Gramm Eiswürfel
Optional: ca. 1 cm frischer Ingwer

Zubereitung:

1. Alle Zutaten in einem Mixer für etwa 60 Sekunden vermischen.

ERFRISCHENDER BEERE-MINZE-SMOOTHIE

Nährwerte p. P.: 54 kcal, 10 g Kohlenhydrate, 1 g Fett, 1 g Eiweiß

Portionen: 1

Dauer: 5 Min.

Schwierigkeitsgrad: Leicht

Zutaten:

100 Gramm Erdbeeren (TK oder frisch)
50 Gramm Blaubeeren (TK oder frisch)
50 Gramm Brombeeren (TK oder frisch)
Saft einer halben Limette
Etwas Minze

Zubereitung:

1. Alle Zutaten in einen Mixer geben und pürieren.
2. Nach Bedarf, vor allem, wenn TK-Obst verwendet wurde, kann der Smoothie mit etwas Wasser, Milch oder Pflanzenmilch aufgegossen und noch einmal vermischt werden.